insel taschenbuch 5167

Alexander Peters

Richtig atmen – gesünder leben

Alexander Peters

Richtig atmen – gesünder leben

Für mehr Energie und Wohlbefinden

Mit neuem Wissen und
praktischen Übungen

Mit einem Vorwort von
Prof. Dr. Andreas Michalsen

Insel Verlag

Die hier bereitgestellten Informationen dienen ausschließlich allgemeinen Informations- und Bildungszwecken. Sie stellen keine medizinische oder gesundheitliche Beratung dar und ersetzen keine professionelle Untersuchung, Diagnose oder Behandlung durch medizinisches Fachpersonal.

Erste Auflage 2026
insel taschenbuch 5167
Originalausgabe

Umschlaggestaltung: Kosmos Design, Münster
Umschlagabbildung: wildpixel/iStock/Getty Images, München
Satz: Dörlemann Satz, Lemförde
Druck: CPI books GmbH, Leck
Printed in the EU
ISBN 978-3-458-68467-1

Insel Verlag Anton Kippenberg GmbH & Co. KG
Torstraße 44, 10119 Berlin
info@insel-verlag.de
www.insel-verlag.de

Inhaltsverzeichnis

In großer Dankbarkeit für
Dr. Shrikrishna Bhushan Tengshe,
der mich den Atem lieben gelehrt hat

Vorwort von Prof. Dr. Andreas Michalsen

Liebe Leserinnen und Leser,

als Arzt und Autor, der sich seit Jahrzehnten der wissenschaftlichen Erforschung und praktischen Anwendung der Prävention und Naturheilkunde verschrieben hat, begegnen mir nur selten Werke wie das vorliegende Buch von Alexander Peters über den Atem.

Der Atem begleitet uns unser ganzes Leben, vom ersten bis zum letzten Atemzug. Er ist unser treuester Begleiter: Wir tun etwa 22 000 Atemzüge pro Tag, was sich im Lauf eines Lebens auf rund 600 Millionen summiert. Trotz dieser immensen Bedeutung für unser Überleben und unsere Gesundheit schenken wir ihm im Alltag meist keine Beachtung. In der Medizin dachte man lange, dass der Atem nur eine Aufgabe hat: nämlich den Körper mit genügend Sauerstoff zu versorgen. Atmung ist jedoch weit mehr als ein simpler Gasaustausch; sie ist ein fein orchestrierter Mechanismus, der wie ein empfindlicher Seismograf auf jede Veränderung im Innen und Außen reagiert und auf diese Weise mitentscheidet, ob wir gesund bleiben.

In der traditionellen Medizin Asiens und der indischen Lehre des Yoga wurde dem Atem schon seit Jahrtausenden eine große Bedeutung beigemessen. Der Atem war körperliches und psychisches Heilmittel zugleich und das richtige Atmen ein wichtiger Garant für die Gesundheit ebenso wie die richtige Ernährung und ausreichend Bewegung. Nach und nach hat die medizinische Forschung der letzten Jahrzehnte diese umfassendere Wirkung des Atmens erkannt und die Erfahrungen und Einsichten der frühen Ärzte und Atemlehrer weitgehend bestätigt.

Mit dem vorliegenden Buch durchdringt Alexander Peters das Thema der Atmung in all seinen Facetten mit Tiefe und Präzision, bleibt aber dabei stets verständlich und praxisbezogen. Wir lernen, wie der Atem mit unserem Herz-Kreislauf-System zusammenspielt, Herzschlag und Blutdruck beeinflusst. Wie er mitentscheidet, wie unser Immunsystem funktioniert und ob unser vegetatives Nervensystem sich gut reguliert. So beeinflusst die Atmung auch unseren Schlaf und die Verdauung, die Wachheit und die Lebensqualität – und unser emotionales Wohlbefinden.

Der Autor nimmt uns mit auf eine beeindruckende Reise durch verschiedene Dimensionen unseres Atems. Das beginnt bei der evolutionären und biologischen Dimension: Der Bogen spannt sich von der Millionen Jahre alten Geschichte des Atems, von den ersten Luftsäcken der Fische in den Ur-Ozeanen bis hin zur hochkomplexen Architektur unserer Lunge mit ihren 300 Millionen Lungenbläschen. Wir erfahren von der reichhaltigen Kulturgeschichte des Atmens und der medizinischen Tradition der Atemschulung, von den Pneuma-Schulen der Antike bis hin zum indischen Prāṇāyāma. Dabei wird deutlich, dass die Yoga-Tradition nicht auf Esoterik beruht, sondern erkenntnisgetrieben ist. Peters beschreibt es als einen »verkörperten Übungsweg«, der moderne wissenschaftliche Erkenntnisse vorweggenommen hat.

Als Mediziner fasziniert mich besonders die Darstellung der Atemphysiologie. Peters erläutert verständlich, wie der Atem als »Schnittstelle« zum autonomen Nervensystem fungiert. Er untermauert dies mit neuesten Studienergebnissen zu Herzratenvariabilität, zur Neuroendokrinologie und sogar zu Veränderungen der Gen-Expression. Spannend ist die Erkenntnis, dass unser Atemmuster so individuell ist wie ein Fingerabdruck.

Ein wesentlicher Teil des Buches beschreibt die medizinische Anwendung und die Möglichkeiten der Selbsthilfe für Prävention und Therapie. Dabei geht die Anwendung weit über die klassischen Bereiche der fachärztlichen Lungenheilkunde, die Behandlung von Asthma bronchiale und der obstruktiven Lungenerkrankung hinaus. Wir erfahren, wie Atemtherapie auch bei Bluthochdruck, Schlafstörungen, neurologischen Erkrankungen, Angstzuständen, rezidivierenden Infekten, Fatigue-Syndromen oder Lymphödemen als wirksames, unterstützendes Instrument dienen kann. Der Atem ist eine »Medizin aus Luft«, die jederzeit verfügbar ist.

Alexander Peters lässt in das Buch seine umfangreiche langjährige Erfahrung als Therapeut einfließen. Die umfassenden fachlichen Kenntnisse und damit verknüpften therapeutischen Erfolge von Alexander Peters habe ich selbst in unserer fruchtbaren Zusammenarbeit am Immanuel Krankenhaus Berlin schätzen gelernt. Wie oft in der Medizin haben auch persönliche Erfahrungen seinen Weg geprägt, eigene Yoga-Studien in Indien oder auch eine lebensverändernde Atemerfahrung auf einem Pass in den südamerikanischen Anden.

Einen besonderen Stellenwert erlangt das Buch für mich durch die vielen praktischen Anleitungen zum Atmen und zur Atemtherapie. Dabei geht es nicht um Atemakrobatik oder Leistungsoptimierung, sondern um eine ganzheitliche und achtsame Haltung zur Unterstützung der Selbstheilungskompetenz des Körpers. Den größten Teil in unserem Leben geschieht das Atmen unbewusst. Die Atemfrequenz wird in den Tiefen unseres Gehirns automatisch gesteuert und kontrolliert. Auf der anderen Seite können wir den Atem durch bewusste Übungen, durch Atemtherapie oder klassische Atemtechniken des Yoga im Rahmen gewisser Grenzen willentlich beeinflussen. So wie Sport und Bewegung unseren Herzschlag beruhigen, den Sportlerpuls bewirken, beruhigen und stärken wir den gesunden Atemrhythmus durch die richtigen Atemübungen. Alexander Peters bezeichnet es als den »missing link« zwischen körperlicher und geistiger Verfassung, das Scharnier zwischen Physiologie und Psychologie. Das ist von herausgehobener Bedeutung in unserer modernen Lebenswelt, die für die meisten von uns mit immer mehr Stress verbunden ist. Denn gerade beim Thema Stress zeigt eine wachsende Zahl wissenschaftlicher Studien die günstigen Wirkungen von Atemtherapie.

In einem schon philosophischen Kontext zieht Alexander Peters schließlich Verbindungen des Atems zur Resonanz mit unserer Umwelt, mit unseren oft anstrengenden äußeren Lebensbedingungen. Es wird deutlich, dass wir in einer Kultur der »Exkarnation« leben, einer Entkörperlichung, in der wir den Kontakt, die Resonanz zu unserer inneren Natur und ihren Signalen immer öfter verlieren. Der gesunde Atem wiederum kann als basalster Akt des Zurückfindens in die Beziehung mit der Welt beschrieben werden – ein Heilmittel gegen die Entfremdung und den Stress in unserer immer schneller werdenden Zeit.

Mit diesem Buch bekommen wir ein neues Verständnis des Atems, lernen, welche Kraft in ihm schlummert, und erhalten präzise Anleitungen zu einem wichtigen Werkzeug zur Selbsthilfe. Damit ist auch eine Art Wegweiser zu mehr Lebendigkeit und innerer Freiheit entstanden.

Freuen Sie sich also, dieses Buch zu lesen! Es ist ein leidenschaftliches Plädoyer für eine neue Kultur des Atems. Es vermittelt wichtiges und überraschendes Wissen und kann dazu beitragen, Ihre Gesundheit und die Selbstheilungskräfte des Körpers wesentlich zu stärken.

Prof. Dr. Andreas Michalsen

Richtig atmen – gesünder leben

Einführung: Es beginnt mit einem ersten Atemzug

»We think we need so many useless things, when all we really need is time to breathe.«

Between the trees[1]

In diesem Buch geht es um den Atem, genauer gesagt: um Ihren Atem. Halten Sie also einen kleinen Moment inne: Wie atmen Sie jetzt? Und welches Verhältnis haben Sie zu Ihrem Atem? Wann haben Sie zuletzt bewusst geatmet?

Unser eigenständiges Leben beginnt mit dem ersten und endet mit einem letzten Atemzug. Einige Wochen können wir ohne Nahrung auskommen, einige Tage ohne Flüssigkeit, aber ohne Atmung können wir nur wenige Minuten existieren.

Weil der Atem so existenziell ist, berührt er auch immer das Existenzielle in uns. Er ist ein unmittelbarer Ausdruck unserer körperlichen Vorgänge, unserer Gefühle und Gedanken und der Art und Weise, wie wir mit uns und der Welt in Beziehung sind.

Jeden Tag nehmen wir 22 000 Atemzüge und atmen dabei in 24 Stunden 11 000 bis 15 000 Liter Luft ein und aus. Das macht im Lauf eines ganzen Lebens ungefähr 600 Millionen Atemzüge.

Atmen mag wie ein einfacher Vorgang erscheinen. Wir koordinieren ihn mühelos und schenken ihm selten große Beachtung. So selbstverständlich er uns auch erscheint, ist er doch ein äußerst fein orchestrierter Mechanismus, der wie ein empfindlicher Seismograf auf alle Veränderungen im Innen und Außen reagiert. Er verändert sich, wenn wir Sport treiben, wenn wir einen spannenden Film schauen, betrübt, verärgert, hocherfreut oder ganz still geworden sind. Der Atem reicht tief in unsere physiologische, emotionale und mentale Regulation hinein – und umgekehrt. Er ist ein erfahrbares Spiegelbild des gegenwärtigen Augenblicks.

Gleichzeitig ist er auch die einzige autonome Organfunktion, die wir willentlich steuern und darüber Einfluss auf unser Nervensystem ausüben können, wodurch sich vielfältige Wirkungen in unserem Organismus ergeben. Es ist ein Weg der Neuromodulation, denn indem wir die Atmung bewusst entschleunigen, entsteht allmählich Entspannung und innere Ruhe, und ein Tor zur Meditation tut sich auf. Diese Erkenntnis ist jahrtausendealt und bildet das Rückgrat ganzer Übungstraditionen. Yogis erkannten schon vor langer Zeit, dass Atmung und psychische Aktivität miteinander wechselwirken und sich gegenseitig beeinflussen.

Der indische Weise Patañjali beschrieb bereits vor 2000 Jahren in seinen Yoga-Sûtren den psychosomatischen Zusammenhang zwischen Körper, Atmung und Geist:

»Leid, Depression, Nervosität und unregelmäßige Atmung sind die Symptome eines unruhigen und verwirrten Geistes.«[2]

Eng verbunden mit dieser Beobachtung ist auch die Definition, die Patañjali zum Yoga gibt:

»Yoga ist der Prozess, in dem die konflikthaften, unruhigen Bewegungen des Geistes zur Ruhe kommen.«[3]

Um Ruhe im Geist herbeizuführen und tiefgehende Erkenntnis zu befördern, schlägt Patañjali einen Weg aus acht

Übungsgliedern vor. Einen fundamentalen Teil dieser Übungspraxis bildet dabei die Schulung des Atems: *Prāṇāyāma.*

Yoga und die damit verbundenen Praktiken gehören zu den am häufigsten angewandten Methoden der integrativen Medizin. Der Hatha-Yoga ist ein bekannter Zweig des Yoga, der besonderen Wert auf verschiedene Atemtechniken legt, um das Gleichgewicht und die Harmonie zwischen Körper und Geist zu fördern. Obwohl Yoga inzwischen zum Mainstream geworden ist und von Millionen Menschen rund um den Globus praktiziert wird, ist die yogische Atempraxis (Prāṇāyāma) noch weitgehend unbekannt, insbesondere was deren gesundheitliche und psychische Relevanz anbetrifft.

Den Atem und dadurch unseren unsteten Geist zügeln zu lernen, entscheidet darüber, wie und was wir denken und fühlen, welche Entscheidungen wir treffen, wie wir tagtäglich handeln und wie wir mit uns und anderen umgehen – und bestimmt damit letztlich über den Verlauf unseres Lebens:

»Achte auf deine Gedanken, denn sie werden zu Worten. Achte auf deine Worte, denn sie werden zu Handlungen. Achte auf deine Handlungen, denn sie werden zu Gewohnheiten. Achte auf deine Gewohnheiten, denn sie werden dein Charakter. Achte auf deinen Charakter, denn er wird dein Schicksal.«[4]

Die Beschäftigung mit diesem Thema ist also kein bloßer Luxus oder nur für Menschen relevant, die zu viel Zeit haben oder sich teure Seminare leisten können, sondern hat eine unmittelbar lebenspraktische Konsequenz, gerade in sehr unruhigen Zeiten. Richtige Atmung kann unser alltägliches Leben entscheidend verbessern.

Für viele Menschen hat das Thema Atmung besonders während der fordernden Zeit der Pandemie große Bedeutung bekommen. Atmen wurde als Übertragungsweg für Krankheitserreger wahrgenommen. Atmungsprobleme sowie die Angst vor drohender Zwangsbeatmung während einer Infektion waren gefürchtet, gleichzeitig wurde der Atem als hilfreiche Möglichkeit gesehen, mit Ängsten vor Krankheit und Tod umzugehen. Der Atem zeigt sich also mit vielen Gesichtern und kann uns auch in herausfordernden Lebenssituationen zur Seite stehen, wenn wir ihn als Ressource schätzen gelernt haben. Bei der Geburt unserer Töchter habe ich deren ersten Atemzug und beim Tod meiner Mutter den sprichwörtlich letzten Atemzug miterleben dürfen, sehr ergreifende Momente, die in mir bleibende Eindrücke hinterlassen und mich einiges über das Geheimnis des Lebens gelehrt haben.

In der jahrtausendealten, indischen Tradition des Yoga gibt es einen enormen Erfahrungsschatz, was die Übung mit dem Atem anbetrifft. Ich selbst habe meine eigenen tiefgehenden Erfahrungen mit dem Atem vor allem in dieser Übungstradition gesammelt. Wenn ich also hier über den Atem schreibe, dann geschieht dies größtenteils vor dem Hintergrund meiner eigenen Erfahrungen als Übender, Lehrender und Therapeut.

In den vergangenen dreißig Jahren hatte ich viel Gelegenheit, die Wirkung von Prāṇāyāma-Übungen an mir selbst, an Patienten und Teilnehmer:innen von Yoga-Kursen zu studieren. So konnte ich viel über den Zusammenhang zwischen Atmung, Gesundheit und Krankheit lernen. Zu meiner eigenen Diagnostik gehören deshalb heutzutage nicht nur klassische Parameter, sondern ganz selbstverständlich auch die genaue Beobachtung des Atems während einer ersten Begegnung.

Fünf Jahre konnte ich im Immanuel Krankenhaus Berlin therapeutische Erfahrungen mit Patienten sammeln, wo meine Kollegin Claudia Böhm und ich von Prof. Dr. Andreas Michalsen und Dr. Christian Keßler mit dem Aufbau einer Yogatherapie-Abteilung betraut waren. Auch die Beteiligung an einigen Studien lieferte mir wichtige Erkenntnisse und ermöglichte tiefe Einblicke in die psycho-physiologischen Wirkmechanismen naturheilkundlicher Interventionen wie Yoga, Prāṇāyāma und Āyurveda. Diese Erfahrungen haben bei mir eine Lücke zwischen traditionellem Erfahrungswissen und moderner wissenschaftlicher Forschung geschlossen, so dass ich diese beiden Anteile heute integrativ und komplementär betrachten kann.

Trotz ihrer alten Ursprünge hat die wissenschaftliche Community erst vor relativ kurzer Zeit begonnen, die Auswirkungen solcher Praktiken auf die menschliche Gesundheit und das Wohlbefinden systematisch zu untersuchen, so dass die potenziellen Vorteile und Mechanismen von Prāṇāyāma verstärkt wahrgenommen und angewandt werden können. Der Atem vermag unsere Gesundheit zu fördern, Krankheiten und Störungen zu heilen und das Leben zu verlängern. Und unser eigenes Atemmuster ist so einzigartig wie unser Fingerabdruck.

Doch bietet der Yoga mit seinem großen Repertoire an Methoden nicht nur Antworten auf gesundheitliche Fragen an, sondern stellt auch die Atemschulung – wie übrigens viele andere spirituelle Wege – in den Mittelpunkt und sieht sie als Königsweg, um die Potenziale des Geistes zu erschließen und alle Möglichkeiten unseres Menschseins zu entfalten.

Der menschliche Körper ist mit seinen selbstregulatorischen Mechanismen, die im Lauf von Millionen von Jahren entstanden sind, eine archaische Struktur, mit der der Atem dicht verwoben ist. Selbstregulation funktioniert bis zu einem gewissen Grad. Danach können wir die zunehmenden Anforderungen, die Beschleunigung, den Druck irgendwann nicht mehr kompensieren, und es erfolgen dysfunktionale Antworten, die sich in einer ganzen Kaskade gesundheitlicher Störungen ausdrücken können: Stress, eine gestörte, angespannte Atmung, Herzrhythmusstörungen, gastrointestinale Beschwerden, Reizdarm, Kopfschmerzen, Verspannungen, Haltungsprobleme, um nur einige zu nennen. Der Atem kann also in einer harmonischen oder einer unharmonischen, dysfunktionalen Weise arbeiten. Oftmals haben wir eine harmonische Atmung im Lauf unseres Lebens verlernt, und stattdessen haben sich dysfunktionale Atemgewohnheiten installiert.

Durch »richtige Atmung« können wir vielen Beschwerden etwas entgegensetzen und sogar Krankheiten vorbeugen, denn die Atmung reicht tief in unsere Physiologie hinein und arbeitet wie eine dem Leben zugrunde liegende Matrix.

Wenn ich in diesem Buch von richtigem oder falschem Atem spreche, dann meine ich mit »richtigem Atem« eine funktionale, unterstützende, bewusste und heilsame Weise und mit »falschem Atem« dementsprechend eine dysfunktionale, engmachende, gestörte und unbewusste Weise des Atmens, die sich letztlich in Beschwerden und Unwohlsein ausdrückt.

Welche Wirkrichtung der Atem entfaltet, hängt deshalb vor allem von dem *Wie* des Atmens ab. Es ist entscheidend, *wie* wir mit dem Atem umgehen, ob und wie wir ihn lenken oder geschehen lassen. In diesem Buch werden wir uns deshalb wiederholt der Frage widmen, was und wie wir etwas tun sollten, damit es die gewünschten Wirkungen hervorbringt, und welche Rolle eine Form der Anstrengungslosigkeit dabei spielt.

Deshalb handelt dieses Buch auch nicht von Rekorden oder Extremen, spektakulären oder beeindruckenden Übungen, noch werden hier klassische Yoga-Atemtechniken detailliert beschrieben. Diese Techniken können Sie am besten unter fachkundiger Anleitung erlernen, die dieses Buch weder ersetzen kann noch möchte.

Auch nicht die Pathologie des Atmungssystems wird im Vordergrund stehen, mit der sich so mancher Lungenfacharzt beschäftigen muss, sondern wir werden vor allem dessen salutogenetisches Potenzial entdecken und verstehen, wie wir den Atem mehr und mehr als hilfreichen Freund erfahren können, der uns seine unterstützende Hand entgegenstreckt. Im Lauf der Zeit können wir lernen, diese Hand zu ergreifen. Mit einer bewussten Atmung können wir mit uns selbst und der Welt in ein freundschaftlicheres, weniger feindseliges und damit entspannteres Verhältnis kommen. Daher bin ich der festen Überzeugung, dass die Beschäftigung mit dem Atem eine Antwort auf viele persönliche und gesellschaftliche Fragen unserer Zeit geben kann. Antworten kommen aus dem Inneren, wenn auch der Geist mithilfe des Atems ruhiger und klarer wird.

Die Beschäftigung mit der Atmung ist kein Quietismus oder ein Rückzug von der Welt, sondern eine bewusste Hinwendung und Liebe zur natürlichen Welt, die uns umgibt und mit der wir auf vielfältige Weise – u. a. durch den Atem – verbunden sind. Wir alle atmen dieselbe Luft. Es ist allerhöchste Zeit, dass wir uns dessen durch unmittelbare Erfahrung bewusst werden. Ein verändertes Bewusstsein kann möglicherweise auch dabei helfen, die zerstörerischen Kräfte unserer derzeitigen Lebensweise zu transformieren. Wir sollten den

Atem daher nicht in eine Kuschel-Wellness-Ecke stellen, sondern ihm endlich den gebührenden Raum in einer Kultur des Atems und der Atemschulung geben, die auf eine lange Vorgeschichte in vielen Kulturen zurückblickt.

Vor allem verfügt der Atem aber über die Macht, uns immer wieder mit der unmittelbaren Gegenwart in Kontakt zu bringen, die sich in jedem einzelnen Moment unseres Lebens offenbart: jetzt.

Ich möchte Sie mit auf eine kleine Reise durch die Welt der Atmung nehmen: in die Tiefen der Ur-Ozeane, in den Wald und auf eine brandenburgische Pferdekoppel, auf den peruanischen Abra Saracchocha-Pass, in eine Meditationshöhle im Himalaya, das Osher-Center in San Francisco und das Immanuel Krankenhaus in Berlin-Wannsee. Zudem werden wir Betrachtungen über Bäume, Pferde, Wale und andere atmende Lebewesen anstellen, um das Phänomen Atmung zu erfassen. Und ich werde von der besonderen Heilwirkung der Atmung bei den Patienten in meiner Praxis berichten.

Der Atem soll hier nicht als Allheilmittel dargestellt werden, denn es gibt bekanntermaßen nichts Allgemeingültiges. Aber aufgrund der verdichteten Datenlage aus diversen Studien scheint mir eine bewusste Atemregulation dazu geeignet, eine insgesamt bessere Gesundheitskompetenz zu schaffen und unsere menschlichen Potenziale weiterzuentwickeln.

Vor allem aber sollen Sie mit diesem Buch eigene, unmittelbare Erfahrungen durch die Atempraxis gewinnen und die Relevanz der Atemschulung am eigenen Leib spüren. Was bedeutet es, den Atem nicht theoretisch, sondern wirklich inwendig zu kennen? Ist der Atem nur eine ganz gewöhnliche physiologische Funktion unter vielen anderen, oder vermag der Atem, uns noch ganz andere Erfahrungen zu vermitteln? Was kann uns der Atem über uns und die Welt lehren? Finden wir es gemeinsam heraus!

Lassen Sie also unsere Reise beginnen.

Im Verlauf dieses Buches finden Sie angeleitete Übungen, die Sie per QR-Code abrufen und anhören können.

Herzlich willkommen!

Ich bin hier

Ich liege auf der großen Lichtung mitten im Wald.

Ich spüre den weichen, bemoosten Waldboden unter mir und den ganzen, weiten Raum um mich herum. Die Blätter rascheln sachte im Wind, und ich höre das Vogelgezwitscher in den Bäumen um mich herum. Auch in der Entfernung sind noch andere Waldgeräusche vernehmbar. Der Geruch nach Erde, Moos und dem Grün der Pflanzen teilt sich meiner Nase mit. Durch das Blätterdach scheint die Sonne auf meine Augenlider, und ich spüre sowohl die Berührung der Kleidung als auch einen sanften, lauwarmen Windhauch auf meiner Haut.

Meinen Körper kann ich inwendig spüren: Füße, Unterschenkel, Knie, Oberschenkel, Becken, Rücken, Bauch und Brustkorb, Schultern, Arme, Hände, die einzelnen Finger, Hals und Kopf. Dies ist also das Haus, in dem ich in dieser Welt wohne.

Mein Körper liegt regungslos und still auf der großen Waldlichtung. Doch da ist immer noch etwas in Bewegung: der Atem.

Tagein und tagaus fließt der Atem, er geschieht aus sich selbst, ganz gleich, ob ich schlafe oder wach bin, an ihn denke, ihn willentlich beeinflusse oder nicht.

Der Atem steht in Verbindung mit meinem Körper: mit den Spannungsverhältnissen der Muskulatur und des Bindegewebes, den Druckverhältnissen in den Körperhöhlen, der

Tätigkeit meiner Verdauungsorgane – er ist aufs Engste damit verflochten.

Und mein Körper ist ein Produkt dieses Universums. Er besteht aus chemischen Elementen: Sauerstoff, Kohlenstoff, Wasserstoff und Stickstoff machen über 96% der Masse aus, die besonders im Wasser und in den organischen Molekülen des Körpers vorkommen. Darüber hinaus sind es Kalzium, Phosphor, Kalium, Schwefel, Natrium, Chlor, Magnesium und zahlreiche weitere Spurenelemente, die lebensnotwendig sind. Wenn auch die reinen Kosten für diese Elemente verschwindend gering sind – der Wert des menschlichen Körpers wurde mal auf Grundlage der chemischen Zusammensetzung auf 1,98 Dollar geschätzt –, so bin ich viel mehr als die bloße Summe dieser Elemente. Die ungeheure Intelligenz aus Millionen von Jahren von Leben, die in meinem Körper kondensiert ist, ist unbezahlbar.

Ich bin in lebendiger Verbindung mit dieser Welt, und mein Organismus ist ein Ausdruck der Intelligenz des Universums, denn in ihm steckt tatsächlich die Geschichte dieses gesamten Kosmos.

Ich bin hier

MYSTERIUM DES ATEMS

Es ist Februar, bisher einer der kältesten Tage dieses Winters. Während ich diese Zeilen schreibe, schweift mein Blick immer mal wieder über die benachbarte Koppel. Die Pferde stehen regungslos in der winterlichen Kälte. Aus ihren großen Nüstern steigen weiße Schwaden auf. Der Atem – und damit das Leben – wird sichtbar als sich verflüchtigender Wasserdampf in der Wintersonne. Warum fasziniert es uns so sehr, ein atmendes Lebewesen zu sehen? Was ist dieser Atem für ein geheimnisvolles Geschehen, das allen lebendigen Geschöpfen zu eigen ist? Ausdruck eines uranfänglichen Lebensimpulses, der seit Millionen von Jahren weitergereicht wird, ist er spontan, unvorhersehbar und nicht kontrollierbar wie das Leben selbst. Er zeigt sich deutlich in den Lebewesen, aber ist der Atem einmal entwichen, kann er keinem toten Ding mehr eingehaucht werden. Woher stammt also diese initiale Energie, die sich sowohl im Atemgeschehen als auch in unserem Herzschlag und der Tätigkeit von Billionen von Körperzellen widerspiegelt? Es bleibt ein Mysterium, das sich ebenso alltäglich wie geheimnisvoll darstellt.

Im Sanskrit, der alten indischen Gelehrtensprache, wird diese lebensverleihende Kraft *prāna* genannt. *Prāna* bedeutet auch Lebensprinzip, Essenz, Wind, Einatmungsluft, Energie, Kraft, Elan, Stärke, Geist und Seele.[5] Es ist eine uranfängliche Kraft, der Lebensatem an sich, der sich im physischen Atem, aber auch im Wirken des gesamten Organismus ausdrückt und erfahrbar wird. *Prāna* ist die Kraft, die den Körper organisiert und unter anderem für Homöostase, Wundheilung, Blutgerinnung, Wärmeregulation, Gewebsregeneration zuständig ist. Diese Kraft ist am ehesten mit der *vis medicatrix naturae* des Hippokrates vergleichbar, der »heilenden Kraft der Natur«, die in unserem Körper wirkt und dafür sorgt, dass unsere Gesundheit erhalten und wiederhergestellt wird, wenn wir dies denn zulassen und unterstützen. Denn im Alltag vergessen wir schnell dieses kleine Wunder, dank dessen wir existieren, und arbeiten mit unserem Verhalten oftmals eher dem Wirken dieser inneren Intelligenz entgegen. Atemübungen, in der richtigen Weise ausgeführt, sprechen aber gerade diese innere, ordnende Kraft an, was zu ganz erstaunlichen Wirkungen führen kann, wie wir in den folgenden Kapiteln noch sehen werden.

Diese gesamte komplexe innere Organisation mit wenigen Worten zu erfassen, ist schwer. Aber der Atem muss auch nicht konzeptionalisiert werden, denn er kann ganz unmittelbar erfahren werden. Als Lebensimpuls arbeitet er rhythmisch in uns und bringt alle paar Sekunden unweigerlich eine neue Einatmung hervor, der man sich kaum widersetzen kann. Es ist wie ein Hunger auf den Atem, dem nachzukommen wir verpflichtet sind, ob wir wollen oder nicht.

Nur mit größter Selbstbeherrschung, starkem Willen und langjährigem Training kann es überhaupt gelingen, den Atemhunger auszusetzen und den Atem über eine längere Zeit willentlich anzuhalten. Während Ungeübte schon nach wenigen Minuten von einem kaum zu überwindenden Reiz zum Atemholen gezwungen werden, ist es dem kroatischen Apnoetaucher Vitomir Maričić 2025 gelungen, mit 29 Minuten und 3 Sekunden einen neuen Weltrekord im Atemanhalten aufzustellen, nachdem er zuvor reinen Sauerstoff eingeatmet hatte.[6] Er gibt an, über ein Lungenvolumen zwischen zehn und elf

Litern zu verfügen – ungefähr das Doppelte eines gesunden erwachsenen Menschen –, welches ihm erlaubt, ausreichend Sauerstoff für eine so lange Atempause anzureichern.

In diesem Buch und den Übungen geht es allerdings nicht um Extreme oder Rekorde, sondern um eine innere Verfeinerung mithilfe des Atems. Die Erfahrung von Leichtigkeit und Anstrengungslosigkeit und den damit verbundenen inneren Zuständen soll im Mittelpunkt unserer Reise stehen. Sich mit dem eigenen Atem zu beschäftigen, kann so auch eine Reise zur Selbsterkenntnis werden, um das Geschenk des Lebens besser wertzuschätzen, dessen erfahrbarster Ausdruck das Atemgeschehen ist.

Den Atem begrüßen

LUFT & LUNGE

»Wenn du etwas über die Gesundheit einer Bevölkerung erfahren möchtest, schaue dir die Luft an, die sie atmet, das Wasser, das sie trinkt, und den Ort, an dem sie lebt.«

Corpus Hippocraticum 400 v. Chr.

Seit Millionen von Jahren existieren auf unserem Planeten Lebewesen – und atmen. Über den Atem sind wir mit der

Erde verbunden. Der Aufbau unseres Körpers und der unseres Atmungssystems haben sich dieser Umgebung entsprechend entwickelt. Somit ist die Erdgeschichte unserer gesamten Physiologie und unserem inneren Erleben für immer eingeschrieben. Wir sind mit Haut und Haaren der Lebensumgebung auf unserem Planeten angepasst und mit ihr verwoben.

Was mit den ersten einfachen Lebewesen in der Ursuppe auf unserer Erde begonnen hat, entwickelte sich zu immer höher ausdifferenzierten Lebewesen, deren Zellen sich von der Körperoberfläche weiter weg befinden, die mit der lebenswichtigen Außenluft im Kontakt ist. Billionen von Körperzellen, die alle aus einer einzigen befruchteten Zelle entstanden sind, müssen durch ein aufwändiges, vielverzweigtes Leitungssystem – unsere Blutgefäße – mit Sauerstoff versorgt werden, so dass alle Organe optimal arbeiten können. Dafür müssen wir Luft atmen, die den lebensnotwendigen Sauerstoff enthält. Doch woraus besteht diese Luft, und wie ist sie überhaupt entstanden?

Die uns umgebende Luft ist ein Produkt von blaugrünen Einzellern (Cyanobakterien), die bereits seit gut drei Milliarden Jahren im Meer schwimmen und das im Ozeanwasser gelöste Kohlendioxid in Sauerstoff umwandeln. Aus den Meeren strömte über eine Milliarde Jahre lang Sauerstoff nach oben, um so die Atmosphäre zu schaffen, in der wir heute leben können.[7]

Unsere Luft besteht hauptsächlich aus Stickstoff (ca. 78%) und Sauerstoff (ca. 21%), ergänzt durch Argon (ca. 1%) und winzige Mengen anderer Spurengase wie Kohlendioxid (ca. 0,04%), Wasserdampf, Methan und Edelgase sowie Staubpartikeln, Pollen und Aerosolen, die je nach Umwelt schwanken. Die Hauptbestandteile machen fast 99,9% aus, wobei die genauen Anteile regional leicht variieren. Diese Zusammensetzung entspricht der Atmosphäre um uns herum; unsere Atemwege erwärmen die Luft, befeuchten und filtern sie, bevor sie in die Lunge gelangt.

Die Ausatmungsluft besteht nur noch aus etwa 17% Sauerstoff, enthält dafür aber 4,03% Kohlendioxid. Zwischenzeitlich hat in den Lungen der Gasaustausch stattgefunden, wodurch sich der Sauerstoffgehalt reduziert und der Kohlendioxidgehalt erhöht hat. Stickstoff- und Edelgasanteile sind unverändert geblieben. Jedoch ist die Lufttemperatur durch den Kontakt mit den gut durchbluteten Atemwegen auf etwa 35 °C und ihre relative Luftfeuchtigkeit auf ca. 95 Vol.-% angestiegen, so dass ein Spiegel beschlägt, den man anhaucht.

Den Atemstrom spüren

Unsere erste Atemluft stammt aus dem Meer, und auch unser Atmungssystem entwickelte sich zunächst im Meer: Bei manchen Fischen entstanden vor 375 Millionen Jahren spezielle Luftsäcke, mit denen sie in Sumpfgebieten mit geringerem Sauerstoffgehalt im Wasser besser atmen konnten, indem sie Luft an der Wasseroberfläche schluckten. Diese Luftsäcke verwandelten sich schließlich zu Lungen und ermöglichten es den Tieren, das Wasser zu verlassen. Aus den einfachen Luftsäcken wurden immer komplexere Strukturen, die eine größere Oberfläche für den Gasaustausch boten. Waren zuvor die Kiemen für den Gasaustausch unter Wasser zuständig, so mussten jetzt die Lungen die alleinige Atmungsfunktion an Land übernehmen. Während die Atmung anfangs noch über eine Schluckatmung funktionierte, so entwickelte sich erst später eine Brustkorb-Muskulatur, die eine effizientere Pumpbewegung der Luft in die Lungen ermöglichte. Durch Trennwände entstanden dann mit der Zeit kleinere Kammern, die die Oberfläche für den Gasaustausch nochmals enorm erhöhten. Auch die Trennung von Brust- und Bauchhöhle durch das Zwerchfell ermöglichte bei den Säugetieren eine verbesserte Ventilation, die die Effizienz der Atmung weiter steigerte.

Es bildete sich ein verzweigtes Luftleitungssystem, der Bronchialbaum, der tatsächlich einem umgekehrten Baum ähnelt und die Atemluft effizient bis zu den kleinsten Lungenbläschen leitet. Über bis zu 300 Millionen dieser Lungenbläschen, die von feinsten Blutgefäßen (Kapillaren) umschlossen sind, ermöglichen einen sehr schnellen Austausch von Sauerstoff und Kohlendioxid.

Jeder menschliche Embryo vollzieht im Lauf seiner Entwicklung diese evolutionäre Transformation in großer Geschwindigkeit nach, indem sich aus einer Ausstülpung des Vorderdarms in mehreren Phasen die Lunge als ein komplexes Organ entwickelt. Zwischenzeitlich weist der Embryo sogar Kiemenbögen auf. Auch wenn es sich nicht mehr um echte Kiemen handelt, sind sie jedoch ein entwicklungsgeschichtliches Überbleibsel früherer Zeiten.

So hat sich im Lauf der Evolution unser Atmungssystem entwickelt, das uns ermöglicht, in so vielen Lebensräumen und verschiedensten Umgebungen zu existieren.

Bauchatmung und Brustkorbatmung

Frische Luft kann belebend, erhebend und heilsam wirken. Man kennt dieses Phänomen aus den Luftkurorten, ob nun an der See oder auf dem Zauberberg.

Natürlich gibt es bessere und schlechtere Luft, soll heißen: frische oder abgestandene, saubere oder verschmutzte Luft.

Je nach Wohnort ist die Luftqualität in Deutschland unterschiedlich, aber aufgrund von Stickoxiden und Feinstaub meist nur akzeptabel bis mäßig gut, insbesondere in der Nähe von Hauptverkehrsstraßen.

Den größten Teil unseres Lebens verbringen wir in geschlossenen Innenräumen, davon ungefähr zwei Drittel in unserer eigenen Wohnung. Wir sind also gewissermaßen ein Volk von »Stubenhockern«, was einer guten Atmung nicht gerade dienlich ist. Hinzu kommt noch, dass die Innenraumluft im Verhältnis zur Außenluft oftmals um ein Vielfaches durch Schadstoffe belastet ist, denn Bauprodukte, Möbel und Einrichtungsgegenstände setzen kontinuierlich chemische Substanzen frei. Auch Tabakrauchen, Rauchabgase, das Abbrennen von Kerzen oder die Verwendung mancher Duftöle in Lampen können ebenfalls temporär zur Verunreinigung der Innenraumluft beitragen.[8] Daher ist regelmäßiges Lüften so wichtig, insbesondere wenn man sich intensiver der Atempraxis zuwenden möchte.

Immer wenn ich aus dem Grünen zurück nach Berlin komme, fällt mir der schlechte Geruch der Luft in der Stadt besonders auf. Es stinkt förmlich nach Autoabgasen, aber nach einigen Tagen hat man sich dann wieder irgendwie daran gewöhnt. Tatsächlich belastet die verschmutzte Luft jedoch die Lungen sehr stark und führt zu Entzündungsreaktionen, die das Risiko für Bluthochdruck, Asthma, Typ-2-Diabetes, Schlaganfall, COPD und andere Erkrankungen erhöhen. Ca. 73 000 vorzeitige Todesfälle werden auf Luftverschmutzung in deutschen Ballungsräumen zurückgeführt, europaweit sollen es bis zu einer halben Million Menschen sein.[9] Weltweit stellt die Luftverschmutzung (innen und außen) den zweitgrößten Risikofaktor für Todesfälle nach der Hypertonie dar, direkt gefolgt vom Zigarettenrauchen.[10] Je nach Wohnort entspricht das Einatmen belasteter Luft dem Rauchen von 1 bis 7 Zigaretten pro Tag.[11] Tatsächlich kostet das Einatmen verschmutzter Luft die Menschen im Schnitt mehr als zwei Jahre Lebenszeit. Verschmutzte Luft ist mittlerweile zu einem der größten Umweltprobleme unserer Zeit geworden.[12] Beim Umweltbundesamt können Sie die Luftdaten Ihrer Region einsehen.[13] Falls Sie zu den 2% der Weltbevölkerung[14] gehören sollten, die überhaupt noch saubere Luft atmen können, dürfen Sie sich glücklich schätzen.

Ein Baum beispielsweise bindet pro Jahr bis zu 50 kg Kohlendioxid aus der Atmosphäre und filtert viel Feinstaub, Stickoxide, Schwefeldioxid, Kohlenmonoxid und andere Schadstoffe aus der Luft.

Daher sollten wir uns nicht nur um eine bessere Atmung, sondern gleichzeitig auch um eine bessere Luftqualität kümmern, damit unsere Kinder zukünftig schadstofffreiere Luft atmen können.

Mal wieder durchlüften

EIN FREMDER IM EIGENEN HAUS

»And I said to my body, softly: ›I want to be your friend.‹ It took a long breath and replied: ›I have been waiting my whole life for this.‹«

Nayyirah Waheed

Abhängig von der eigenen Atemfrequenz nehmen wir während unseres Lebens viele Millionen Atemzüge. Dennoch werden wir uns des eigenen Atems oftmals erst bewusst, wenn wir nach zwei Treppenabsätzen oder beim Sport aus der Puste kommen. Meist wird der Atem erst in der Störung wahrgenommen. Ansonsten scheint er ein automatisches und immer verfügbares Ding zu sein, ebenso wie die uns umgebende Natur, die vom Menschen einfach so in Anspruch genommen wird.

Mensch und Natur scheinen getrennte Dinge zu sein, obwohl wir doch selbst Teil der Natur sind und diese in jedem Moment ganz lebendig in unserem Körper wirkt: in Form der Atemaktivität, des Herzschlags, des Verlangens nach Nahrung, des Bedürfnisses nach Schlaf oder Sexualität. All das ist Natur in uns, zu der wir uns in Beziehung setzen können.

Wenn wir von Natur sprechen, meinen wir allerdings meistens etwas »da draußen«. So sind wir uns nicht mehr der Verbundenheit mit der uns umgebenden Welt bewusst, sondern fühlen uns von ihr getrennt und entfremdet. Aus Trennung und Entfremdung entstehen schnell Ignoranz, Ablehnung und Feindseligkeit, auch gegenüber unserem eigenen Körper und seinen Funktionen.

Merkwürdig genug, aber mit unserem eigenen Körper leben wir oftmals in einer entfremdeten und feindseligen Weise. In einer sehr rational geprägten Welt empfinden wir ihn als eine Art Wurmfortsatz des Gehirns, der immer funktionieren und bloß keine Probleme machen soll.

Nicht selten werden dabei die Warnsignale des Organismus ignoriert, oder wir zwingen unseren Körper mit allen möglichen Substanzen (Kaffee, Alkohol, Drogen) zu Leistungen, zu denen er eigentlich nicht mehr bereit ist. Überhören wir dauerhaft die Warnsignale, können sich allerlei Krankheiten entwickeln, wie z. B. ein Burn-out, Schlafstörungen, Hypertonie oder Angstzustände.

Die Digitalisierung hat dies nicht besser gemacht: Stundenlanges Sitzen in schlechter Haltung mit ungenügender Belüftung der Lungen und endloses Starren auf Bildschirme fügen uns langfristig Schaden zu. Entweder wird der Körper durch Diäten bis hin zu Schönheitsoperationen, Fitnesstraining, Nahrungsergänzung und Gesundheitstracking durchoptimiert oder mit Fast Food, der »Sitzkrankheit« und Netflix sträflich vernachlässigt. Unsere Kultur hat eine merkwürdige Form der Körper- und Naturentfremdung hervorgebracht. Der kanadische Sozialphilosoph Charles Taylor benutzt den Begriff der Exkarnation[15], einer Entkörperlichung menschlichen Lebens, in der wir uns mehr und mehr vom eigenen Leib entfernen.

Immer mehr Menschen spüren mittlerweile im Umgang mit dem eigenen Körper Verunsicherung und Ängste – was ist uns abhandengekommen, wenn wir die Signale unseres Körpers nicht mehr richtig einschätzen können?

Den eigenen Körper wahrnehmen zu lernen, Empfindungen zu spüren und die eigenen Bedürfnisse zu kennen, unser leibliches Selbsterleben also, ist eine wichtige Fähigkeit, die uns auch mit der Welt in Beziehung setzt und uns besser vor Krankheit schützt. Die Beschäftigung mit Körper und Atmung ermächtigt uns zu dieser Art der Selbstfürsorge.

Indem wir uns unserem Körper, dem Atem und der lebendigen Welt zuwenden, können wir uns wieder »inkarnieren«. Dies geschieht durch Spüren, Wahrnehmen und unmittelbares eigenes Erleben.

Durch eine Trennung von Mensch und Natur ist es der Menschheit gelungen, das Antlitz der Erde innerhalb weniger Jahrhunderte vollkommen zu verändern und die lebendigen Zusammenhänge nachhaltig zu stören: Wo sich früher endlose Wälder und vielfältige Kulturlandschaften erstreckten, befinden sich heute Megastädte, Autobahnen, Abraumhalden und landwirtschaftliche Monokulturen. Wir erleben ein anthropogen bedingtes Massenaussterben durch Lebensraumzerstörung, großräumige Flächenversiegelung, Klimawandel, Umweltverschmutzung, biologische Invasion, Jagd und andere Faktoren.

Die Wissenschaft der Ökologie, die die Wechselbeziehungen zwischen den Lebewesen und ihrer Umwelt beschreibt, hat früh erkannt, dass alles miteinander verwoben und aufeinander abgestimmt ist und eine untrennbare Einheit bildet. Dies werden wir noch häufiger in diesem Buch sehen; eine Erkenntnis, die vor allem auch durch die Beschäftigung mit dem Atem ganz unmittelbar erfahren werden kann. Die Trennung ist eine Illusion, die unser Geist permanent erzeugt.

Was traditionelle, oftmals indigene Weltanschauungen schon immer gewusst haben, lernen wir durch unsere wissenschaftliche Brille neu: Alles ist auf vielfältige Weise miteinander verbunden und bildet ein großes Ganzes.

Diese tief gefühlte Erkenntnis spiegelt sich auch in der Rede wider, die Chief Seattle, Häuptling der Duwamish, 1855 vor dem Kongress der Vereinigten Staaten von Amerika gehalten hat, als sein Volk unter Druck gesetzt wurde, sein Territorium an den weißen Mann zu verkaufen:

»Jeder Teil dieser Erde ist meinem Volk heilig, jede glitzernde Tannennadel, jeder sandige Strand, jeder Nebel in den dunklen Wäldern, jede Lichtung, jedes summende Insekt ist heilig in den Gedanken und Erfahrungen meines Volkes. (...) Wir sind ein Teil der Erde, und sie ist ein Teil von uns. Die duftenden Blumen sind unsere Schwestern, die Rehe, das Pferd, der große Adler – sind unsere Brüder. Die felsigen Höhen, die saftigen Wiesen, die Körperwärme des Ponys und des Menschen – sie alle gehören zu der gleichen Familie. (...) Die Luft ist kostbar für den roten Mann, denn alle Dinge teilen denselben Atem: das Tier, der Baum, der Mensch – sie alle teilen denselben Atem. Der weiße Mann scheint die Luft, die er atmet, nicht zu bemerken. Wie ein Mann, der seit vielen Tagen stirbt, ist er abgestumpft gegen den Gestank. (...) Aber wenn wir euch unser Land verkaufen, dürft ihr nicht vergessen, daß die Luft uns kostbar ist, daß die Luft ihren Geist teilt mit all' dem Leben, das sie erhält. Der Wind gab unseren Vätern den ersten Atem und empfängt ihren letzten. Und der Wind muß auch unseren Kindern den Lebensgeist geben. (...) Alle Dinge sind miteinander verbunden.«

Wo einst die Jagd- und Fischgründe der Duwamish waren, stehen heute Stahlwerke, Maschinenfabriken, Werften und viele andere Großbetriebe, darunter die ausgedehnten Anlagen der Boeing-Werke. Seattle, die nach dem Häuptling benannte Stadt im Staat Washington, ist zu einem wichtigen Handelsmittelpunkt der USA geworden.

Diese indigene Weltwahrnehmung erscheint in Anbetracht unserer wissenschaftlichen Erkenntnisse vielleicht altmodisch und romantisch. Andererseits drängt eine tiefe Sehnsucht nach Naturverbundenheit in Film-Blockbustern wie *Avatar* in unser Bewusstsein, die auf eindrucksvolle Weise den Kampf um den Erhalt der natürlichen Schönheit und Schöpfung in kunstvoll computeranimierten Bildern erzählen.

Auch die alten Yogatexte beschreiben eine innige Verbindung zwischen Mensch und Welt, zwischen Makro- und Mikrokosmos:

»Der Mensch bemisst sich wie das Universum.
Denn die verschiedenen formgebenden Bestandteile,
die sich im Universum finden,
finden sich auch im Menschen,
und so viele wie sich im Menschen finden,
finden sich auch im Universum.«[16]

Der indische Gelehrte Dasgupta beschreibt es im 16. Jahrhundert mit anderen Worten:

»Hier im Körper befindet sich der Ganges und die Yamuna, Benares und Bhrayaga, der Mond und die Sonne, die heiligen Orte. Ich habe keinen Ort der Pilgerschaft und Seligkeit zugleich gesehen, der mit meinem Körper zu vergleichen ist.«

In diesen Zeilen wird der Körper selbst als Ort der heiligen Stätten und Seligkeit gerühmt.

Der vietnamesische Zen-Meister, Dichter, Friedensaktivist und Schriftsteller Thích Nhất Hạnh (1926-2022), oft auch »Vater der Achtsamkeit« genannt, lehrte einen »engagierten Buddhismus«. Der von ihm geprägte Begriff des *Interbeings* (deutsch: Intersein) bezeichnet die Allverwobenheit sämtlicher Phänomene. Er beschreibt das Eingebettetsein aller Dinge in ein unendlich komplexes Netz von Beziehungen, denn alles existiert nur im Rahmen solcher Beziehungen, alles unterliegt vielfachen Bedingtheiten. Diese Erkenntnis, dass nichts voneinander getrennt, sondern alles miteinander verbunden ist, hat Thích Nhất Hạnh auch in dem bekannt gewordenen und sehr berührenden Gedicht »Please Call Me by My True Names« niedergeschrieben.[17] Im Rahmen der Achtsamkeitspraxis im Alltag lehrte Thích Nhất Hạnh auch das bewusste Atmen und inspirierte damit Millionen von Menschen im alltäglichen Leben. Ökologie, globale Erwärmung und die Auswirkung des menschlichen Konsumverhaltens auf den Planeten Erde waren Themen, die Thích Nhất Hạnh immer wieder in verschiedenen Büchern und Interviews aufgegriffen hat. Dass wir als Menschen dazu imstande seien, die menschliche Zivilisation zu zerstören, sollte uns nicht verzweifeln lassen, sondern uns ganz im Gegenteil dazu motivieren, alles zu tun, um so ein Szenario zu verhindern. Die Minimierung materiellen Verbrauchs, Verzicht und Genügsamkeit und die Absage an weiteres Wachstum und Investitionen erkannte er als mögliche Mittel, um eine Wandlung herbeizuführen. Er befürwortete auch eine vegane Ernährung, erneuerbare Energien, Recycling und generell einen möglichst sparsamen Konsum mit weitestgehendem Verzicht auf Autofahren und Fernreisen.

In einer Zeit der Zerstörung wächst also gleichzeitig auch wieder ein neues Bewusstsein davon, wie alles mit allem auf vielfältige Weise miteinander verbunden ist und wie es geheilt werden kann.

Wenn der Zustand unseres Mikrobioms im Darm und die Fruchtbarkeit der Böden miteinander zusammenhängen; wenn nicht nur auf den Weltmeeren Kontinente von Plastik schwimmen, sondern mittlerweile auch Mikro- und Nanoplastik in unserem Blut, Gehirn, Organen und der Muttermilch unterwegs sind; wenn uns Nachrichten vom anderen Ende der Welt in Lichtgeschwindigkeit erreichen; wenn wir verstehen, dass der Regenwald durch Futtermittelproduktion für unseren Fleischhunger zerstört wird und dass wir selbst aus dem Humus unserer Ahnen und der vergangenen Lebewesen bestehen – dann erkennen wir allmählich, dass wir von der Gesamtheit der Welt nicht getrennt sind und dass unser eigener Körper auf das Engste mit unserer natürlichen Umwelt verbunden ist. Durch uns geht ein beständiger Fluss von Stoffen und Substanzen hindurch, die wir verstoffwechseln und wieder ausscheiden. Unser Atemgeschehen ist auch ein Teil dieses beständigen Stoffflusses.

Daher kann unsere Gesundheit nicht mehr von all diesen Ereignissen getrennt betrachtet werden. Unsere Gesundheit ist auch die Gesundheit des Planeten. Und die planetare Gesundheit ist auch unsere eigene Gesundheit.

Die bewusste Beschäftigung mit dem Atem kann daher ein Ausgangspunkt dafür sein, dass wir uns wieder mit dem Ganzen in Verbindung setzen und erfahren können, wie unser Leben mit allem Leben verwoben ist.

Bewusst zu atmen, bedeutet auch, sich mit den natürlichen Gesetzmäßigkeiten zu befassen, die in uns und um uns herum wirken. Es ist eine Möglichkeit zu erkennen, wie wir untereinander und mit unserem Heimatplaneten grundlegend verbunden sind. Es ist eine Hinwendung zur Natur und zu unseren natürlichen Lebensgrundlagen auf der Erde in einer Zeit, in der vieles drunter und drüber geht und sich wenige dafür rüsten, per Raumschiff den Planeten zu verlassen. Sollten wir uns nicht besser wieder atmenderweise mit unserem Planeten verbinden, statt vor den Problemen zu flüchten?

Es reicht allerdings nicht, nur darüber zu philosophieren. Es braucht auch eine lebendige Erfahrung. Eratmen wir also gemeinsam eine neue Welt!

Die Atemlandschaft

AUSSER ATEM

»Wie kommt es, dass wir die erfolgreichste Spezies auf diesem Planeten sind, aber dennoch Menschen dafür bezahlen müssen, uns daran zu erinnern, zu atmen und Wasser zu trinken?«

Hilary B. Price[18]

Leben beruht auf Balance und auf dem permanenten Ausgleich polarer Kräfte: Tag und Nacht, Ebbe und Flut, Aktivität und Ruhe, Anspannung und Entspannung, Einatmung und Ausatmung.

In einer zunehmend von Beschleunigung, Hektik und Stress geprägten Welt geraten wir schnell aus der Balance. Wir kommen außer Atem. Viele Menschen fühlen sich in Anbetracht der stetig zunehmenden Ansprüche im Beruf und Privatleben in einem Hamsterrad, aus dem es kein Entkommen zu geben scheint. Das ständige Streben nach Selbstoptimierung, Erlebnissen und Sinnsuche führt häufig dazu, dass wir psychisch und körperlich an unsere Grenzen stoßen. Die Vielzahl an Herausforderungen, die Notwendigkeit, ständig Stellung zu etwas zu beziehen und sich einzubringen, führt dazu, dass vielen einfach »der Atem ausgeht«. Es herrscht eine allgemeine Verunsicherung, und die Sehnsucht nach schnellen, einfachen Lösungen wächst, was wiederum Druck, Stress, Anspannung und die Atemlosigkeit verstärkt. Es bleibt immer weniger Zeit zum vollständigen Ausatmen und erneuten Luftholen. Warnsignale wie Erschöpfung, depressive Verstimmungen und das Gefühl, innerlich ausgebrannt zu sein, nehmen gesamtgesellschaftlich zu. Die Atemlosigkeit ist zu einem Zeichen unserer Zeit geworden. »Außer Atem zu sein« ist deshalb auch zu einem Synonym für die Erfahrung geworden, am Ende der eigenen Kräfte zu sein.

Ich habe viele erschöpfte Menschen auf der Yogamatte gesehen und konnte immer wieder feststellen, dass ihnen im wahrsten Sinne des Wortes der Atem abhandengekommen war. Der Atem zeigte sich dann als sehr unrhythmisch, flach und angespannt.

Eine solche Atemlosigkeit ist auf Dauer ungesund. Die durch Dauerstress verursachte Unfähigkeit, mal wieder tief durchzuatmen und den Atem frei geschehen zu lassen, scheint mir eine der vielen Ursachen für die Zunahme von Erschöpfungssyndromen, Burn-outs und Angststörungen zu sein.

Kann einer ganzen Gesellschaft der Atem »ausgehen«? Haben Individuen dysfunktionale Atemmuster entwickelt, die letztendlich zur Entstehung von Krankheiten führen? Erschöpfte Individuen, eine erschöpfte Gesellschaft, ein erschöpfter Planet – alles hängt miteinander zusammen. Woher kann Regeneration kommen?

An dieser Stelle erinnere ich mich an eine Patientin. Sie war Leiterin einer öffentlichen Einrichtung und empfand große Verantwortung für ihre Mitarbeiter:innen, Eltern und Kinder. In ihrem Beruf musste sie sehr viel sprechen, so dass sie sich selbst als »atemlos« beschrieb, als wir uns das erste Mal begegneten. Mithilfe verschiedener Übungen lernte sie, wieder »Atem zu holen«. Zunächst wurde ihr durch das tiefere Ein- und Ausatmen etwas schwindelig, aber allmählich wurde sie sich bewusst, wie flach und gepresst ihr Atem durch den gesamten Workload, die Schnelligkeit und Vielzahl ihrer Tätigkeiten im Berufsalltag war. Hat sie das Atmen anfangs als Herausforderung empfunden, so ist es ihr mittlerweile zu einer wertvollen Ressource geworden, und sie konnte Klarheit über die Muster gewinnen, die zu einer dysfunktionalen Atmung geführt haben. Inzwischen hat sich in ihrem Leben einiges verändert.

Haben Sie manchmal auch das Gefühl, dass Ihnen die Puste ausgeht?

Atem holen

I CAN'T BREATHE

Bewusst zu atmen, bedeutet, sich dem Leben zuzuwenden und den zerstörerischen Kräften der (Selbst-)Ausbeutung eine Absage zu erteilen – insofern hat der Atem auch eine politische Dimension und wird sie wohl so lange haben, wie Menschen auf diesem Planeten atmen.

Wir alle brauchen Raum zum Atmen, was gleichzeitig auch bedeutet, dass wir Raum für unsere eigene Entfaltung und Verwirklichung benötigen. Wo dieser Raum fehlt, verkümmert etwas in uns, so wie eine Pflanze ohne Licht oder Wasser eingeht.

Anhand der Lebensgeschichten vieler Menschen könnte man eine Kulturgeschichte des Atems schreiben: der schwere Atem der Sklaven auf den Plantagen der Kolonialherren in

Amerika und Afrika; der heiße Atem der Arbeiter in den Stahlwerken; der in Korsette und Mieder eingepferchte Atem der höfischen Damen, die bei geringster Anstrengung und Aufregung in Ohnmacht fielen und der »Hysterie« bezichtigt wurden; der bedrückte Atem der Schüler und Schülerinnen in den Schulbänken; der ekstatische Atem der Liebenden aller Zeiten; der Atem der Nonnen und Mönche in den Klöstern; der Atem der Yogis in ihren Waldashramas; der Atem der Bergleute unter Tage; der Atem der Ama-Perlentaucherinnen auf der Mikimoto-Insel in Japan; der erstickte Atem aller durch Giftgas ermordeten Opfer des NS-Regimes in den Konzentrationslagern; der Atem aller Opfer rassistischer Gewalt, zu deren Andenken die »*Black Lives Matter*«-Bewegung die letzten Worte von Eric Garner und George Floyd, »*I can't breathe*«, zu einer mahnenden Parole gemacht hat.

Wo Menschen zusammen atmen, bilden sie hingegen eine »Konspiration«. Durch den Atem oder das gemeinsame Singen findet man zu einem Rhythmus zusammen, der miteinander verbindet und dafür Kraft gibt, sich gegen Unterdrückung und Ungerechtigkeit zur Wehr zu setzen.

Im Science-Fiction-Film *Total Recall* (1990) kontrolliert der Gouverneur Vilos Cohaagen die gesamte Luftversorgung einer Mars-Kolonie. Die Mutanten und Bewohner der Unterschicht werden diskriminiert, ausgebeutet und weitgehend rechtlos gehalten. Die Rebellen wollen Cohaagen stürzen, den Sauerstoffgenerator der außerirdischen Anlage aktivieren und so eine freie, von seinem Regime unabhängige Atmosphäre für alle Marsbewohner schaffen. Um den Widerstand der Rebellen zu brechen, ordnet er die sofortige Beendigung der Sauerstoffversorgung für den Sektor G an, dem Mutanten- und Arbeiterviertel, in dem auch die Rebellen ihr Hauptquartier haben.

Der Film beschreibt ein bedrohliches Szenario: die Verknappung und Kontrolle der Luftversorgung als Druckmittel, um die Bevölkerung zu steuern und gefügig zu machen. Wird bisher nur die Begrenzung von Ressourcen wie Nahrung, Geld, Strom, Wasser, Land etc. zur Kontrolle von Menschen eingesetzt, ist nicht auszuschließen, dass zukünftige Generationen Situationen ausgesetzt sein werden, wie es dieser Actionfilm schon vorweggenommen hat.

Wie korrelieren saubere Atemluft, Gesundheit und Lebenserwartung miteinander? Wer hat heutzutage Zugang zu guter Luft? Wer sind die größten Luftverschmutzer?

Leichter atmen

ATMUNG ALS RESONANZERFAHRUNG

Den Atem auf einen rein physiologischen Vorgang beschränken zu wollen, zeugt von einer stark reduktionistischen Betrachtung dieses vitalen Vorgangs und spiegelt damit unsere moderne rationale Betrachtungsweise wider. Das wäre, als würde man ein köstliches Festmahl lediglich auf die Nährwerte der Proteine, Kohlenhydrate und Fette reduzieren, ohne den Genuss, die Sinnlichkeit und Freude des Essens und die Gesellschaft der Tischgäste wertzuschätzen. In der gleichen Weise ist der Atem noch so viel mehr!

Der Atem ist eine Resonanzerfahrung und ein In-Beziehung-Sein mit der Welt. Viele Beziehungen und Erfahrungen in unserem Leben können wir vermeiden, aber der Atem bleibt eine grundlegende Erfahrung, durch die wir beständig mit der Welt im Kontakt sind.

Der Soziologe Hartmut Rosa spricht in seinem Buch *Resonanz. Eine Soziologie der Weltbeziehung*[19] von der Beschleunigung der Welt und der damit einhergehenden Entfremdung. Er analysiert, dass moderne Gesellschaften sich nur durch ständige Steigerung – Wachstum, Beschleunigung, Innovation – stabilisieren können. Dieser »Steigerungszwang« führt zu einer instrumentellen, entfremdeten Beziehung zur Welt: Menschen versuchen, die Welt zu kontrollieren und zu nutzen, statt sich auf sie einzulassen. Unter den verschiedenen Resonanzachsen wird auch die Beziehung zum eigenen Körper und zum Atem genannt. Rosa bezeichnet in diesem Zusammenhang den Atem als »den basalsten Akt des Lebens und den elementarsten Prozess des Stoffwechsels zwischen Subjekt und Welt« und »von fundamentaler Bedeutung für die Weltbeziehung des Menschen, für die Art seines In-die-Welt-Gestelltseins«.

Rosa sieht die Lösung nicht in bloßer Entschleunigung, sondern in der Wiederherstellung resonanter Beziehungen zwischen Mensch und Welt. Resonanz beschreibt einen Beziehungsmodus, in dem beide Seiten – Mensch und Welt – aufeinander reagieren, sich gegenseitig beeinflussen und verändern. Es geht nicht nur um das passive Widerhallen, sondern um ein aktives Mitschwingen, das beide Seiten verwandelt.

Wie wir mit unserem Körper und unserer Atmung in Beziehung sind, entscheidet auch darüber, wie wir mit der Welt in Beziehung sind. Atmungspraxis schafft eine Form der Aufmerksamkeit und Beziehungsfähigkeit, die unser Selbstverhältnis und unsere Resonanzfähigkeit maßgeblich bestimmt. Indem wir uns selbst besser kennenlernen, setzen wir uns zu uns selbst und zur Welt ins Verhältnis und können mitschwingen. Bewusst zu atmen, kann uns also auf eine sehr praktische Weise mit der Welt in Verbindung bringen.

DER SPRECHENDE ATEM

Singen, summen, schreien, rezitieren, flüstern, nuscheln: Nichts geschieht ohne den Atem, und der Atem ist in allem präsent. Er ist ein Spiegelbild unseres kompletten Lebens, weshalb wir ihm auch in der Alltagssprache und unseren Redewendungen permanent begegnen:

Eine Theateraufführung kann sehr *langatmig* sein, wir hingegen können *kurzatmig* werden, wenn wir die Treppe zur Loge nicht mehr so einfach hinaufkommen. Wenn uns jemand die *Luft zum Atmen* nimmt, dann fordern wir mehr *Raum zum Atmen*. Während eines spannenden Thrillers *stockt uns der Atem* oder *wir halten den Atem an* vor lauter Schreck. Es gibt Situationen im Leben, da *verschlägt es einem den Atem*. Manchmal bleibt einem auch einfach nur *die Luft weg* oder *die Luft ist raus*. Es kann auch *dicke Luft* herrschen, und wir müssen erst mal wieder *Luft holen gehen* oder *tief durchatmen.* *»Jetzt halt mal die Luft an«* sagen wir, wenn sich jemand zu viel herausnimmt und wir unser Gegenüber zur Räson rufen wollen. Andere Menschen wiederum schaffen es, uns ganz *in Atem zu halten.* Das kann uns ganz *atemlos* machen. Es ist eine Tatsache, dass sich nicht alle Probleme *wegatmen* lassen. Wenn sie sich dann doch aufgelöst haben, können wir wieder getrost *aufatmen.* Allgemein gilt es als Tugend, einen *langen Atem* zu haben. *In einem Atemzug* nennen wir gleich mehrere Namen, und wenn wir alle Dinge *mit fliegendem Atem* oder in einem *atemberaubenden Tempo* machen, dann sind wir schnell *außer Atem*, so dass wir erst mal wieder *zu Atem kommen* oder eine *Atempause einlegen* müssen. Manche *schnaufen wie eine Dampfmaschine,* aber besser ist es natürlich, in einem Land zu leben, in dem man *freier atmen* kann. Manchmal *herrscht atemlose Stille.* Wünschenswert ist es sicherlich, das Leben *bis zum letzten Atemzug* genießen zu können.

Im gleichen Atemzug möchte ich noch erwähnen, dass es immer eine gute Idee ist, beim Spazierengehen *frische Luft schnappen* zu gehen. Und das tue ich jetzt. Sie auch?

Atem & Stimme

EINE KURZE GESCHICHTE EUROPÄISCHER ATEMSCHULUNG

Kaum eine Lebensfunktion ist so grundlegend wie der Atem – und kaum ein Heilmittel blickt auf eine so lange Geschichte zurück. Die Überlieferungen vieler Bewegungstraditionen, die im bewussten Atmen ein Werkzeug sahen, das Gesundheit fördert, Krankheiten vorbeugt, den Geist beruhigt und sogar die Seele heilen kann, zeugen davon.

In den Pneumaschulen Vorderasiens und im antiken Griechenland gehörte die Atemkunst zum geheimen Wissen, das die körperliche, geistige und spirituelle Entwicklung junger Menschen fördern sollte. Der griechische Begriff *pneuma* – Atem, Seele und Lebenskraft – macht diese enge Verbindung schon in der Sprache sichtbar.

Im 18. Jahrhundert entdeckten aufgeklärte Philanthropen die griechische Gymnastik neu und integrierten sie in westliche Erziehungskonzepte. Doch erst mit der Naturheilbewegung des frühen 19. Jahrhunderts – die als Gegenentwurf zur immer stärker technisierten und pharmakologisch geprägten Schulmedizin entstand – rückten Licht, Luft und Bewegung im Freien gezielt ins Zentrum der Gesundheitsförderung. Die Rückbesinnung auf natürliche Heilmethoden und ein ganzheitliches Menschenbild, das Körper, Geist und Seele als Einheit begreift, war das erklärte Ziel. Im Vordergrund stand dabei zunächst die Bekämpfung weit verbreiteter Lungenerkrankungen. Bemerkenswert ist, dass es vor allem medizinische Laien waren – Vinzenz Prießnitz, Johann Schroth und Sebastian Kneipp –, die gemeinsam mit Heilkundigen die moderne Naturheilkunde begründeten und damit Grundlagen schufen, die bis heute nach wirken.

Johann Gottlieb Moritz Schreber, der Arzt und Namensgeber der Schrebergärten, versuchte, mit atembetonten Gymnastikübungen die Tuberkulose zu kurieren – jedoch ohne dauerhaften Erfolg, dafür aber mit einem tiefen Verständnis für die Bedeutung des Atems. Als Direktor der orthopädischen und heilgymnastischen Anstalt zu Leipzig schrieb er 1844 in seiner *Ärztlichen Zimmergymnastik*:

»Von der Beschaffenheit des Athmens hängt der Blutumlauf in den Lungen ab, mithin für die Unterhaltung des Lebens ununterbrochen nothwendige Veredelung, die chemische Beseelung des Blutes [...]. Ohne Atmen kann der Mensch nicht eine Minute existiren, ohne Speise und Trank aber tagelang. Mit der Stärke des Athmens steht daher die Energie des gesammten Lebens im geradem Verhältnisse.«[20]

Erstaunlich, wie sehr diese Worte an eine moderne Zusammenfassung der Wirkprinzipien des Yoga erinnern.

Während Schrebers Versuche, Tuberkulose mit Atemkuren zu heilen, zwar erfolglos bleiben, erzielten andere Ärzte – vor allem in Lungenheilanstalten und Kurorten – mit guter Luft und gezielten Atemtechniken durchaus beachtliche Ergebnisse.

Ob Asthma, Lungenemphysem, COPD oder atembegleitende Erkrankungen wie Mukoviszidose: Spätestens seit Mitte des 19. Jahrhunderts hat die atemgymnastische Therapie in der westlichen Medizin, der Physiotherapie und der Krankengymnastik ihren festen Platz gefunden.

Doch wenn falsche Atmung – wie Schreber schrieb – zu allgemeinen Störungen der Körperfunktionen führt, könnte Atemgymnastik dann nicht auch bei ganz anderen Erkrankungen helfen? Diese Frage stellte sich 1852 der Arzt Albert Konstantin Neumann, damals Kreisphysikus im westpreußischen Straßburg. Heute gilt er als einer der Vordenker der modernen Physiotherapie.

Neben der ärztlichen verordneten Atemtherapie entwickelte sich bald ein weiterer Zweig: die Therapie mit dem Atem als Selbsterfahrung – gezielt eingesetzt nicht nur gegen Lungenerkrankungen, sondern gegen ein breites Spektrum körperlicher Beschwerden, auch zur Vorbeugung. Während die ärztliche Atemtherapie auf medizinisch-technische Maßnahmen zur Behandlung von Funktionsstörungen und Krankheiten der Lunge fokussiert, richtet sich die Therapie mit dem Atem hingegen auf Psychosomatik, Entspannung, bewusste Körperwahrnehmung und den natürlichen Atemfluss aus.

Es waren vor allem Frauen, die diesen Weg bahnten. Clara Schlaffhorst, Hedwig Andersen, Hedwig Kallmeyer und Alice Schaarschuch entwickelten ab Mitte des 19. Jahrhunderts spezielle Atemübungen – gegen Bluthochdruck und Herzrasen, Verspannungen und Kopfschmerzen, Niedergeschlagenheit und Erschöpfung, Gelenkschmerzen, Verdauungsprobleme und sogar gegen schwere Haltungsschäden wie die Skoliose.

Man darf dabei nicht vergessen: Bürgerliche Frauen trugen damals Korsette, die die Atmung stark einschränkten. Ein verformter Brustkorb, flacher Atem und Ohnmacht waren an der Tagesordnung. Atemübungen waren daher für viele von ihnen ein Weg, den eigenen Körper neu zu entdecken und zurückzugewinnen. Sie trafen sich in kleinen Gruppen, um gemeinsam zu turnen und sich zu befreien. Aus diesen Anfängen entstand nach und nach die moderne Atem- und Körpertherapie.

Im Kaiserreich und in der Weimarer Republik erlebten Atemschulen eine regelrechte Blütezeit – Dutzende Schulen entstanden und beeinflussten auch die wachsende Lebensreform-Bewegung des frühen 20. Jahrhunderts.

1927 sorgte ein junger Arzt namens Johannes Ludwig Schmitt mit seinem Buch *Das Hohelied vom Atem* für Aufsehen:[21]

»In des Europäers Brust schafft der Atem überhaupt nur reflektorisch. So verfiel der Geist auf den Gedanken, dies sei natürlich. Man muss aber selbst einmal bei schwachen und schon angegriffenen Menschenkindern die verblüffenden Erfolge richtiger Atmung beobachten, die schon nach Tagen sichtbar werden.«

Für Schmitt war richtiges Atmen der wirksamste Weg zur Selbsthilfe bei körperlicher Schwäche – und nur ein Mensch, der richtig atmet, war für ihn auch ein gesunder und schöner Mensch. Sein späteres Fachbuch *Atemheilkunst* gilt bis heute in vielen Bereichen als Standardwerk.

Die Nationalsozialisten verboten Teile der Atemgymnastik oder missbrauchten sie für ihre Rassen- und Reinheitsideologie. Nach dem Krieg musste die Atemtherapie mühsam von diesem ideologischen Ballast befreit werden – ein Prozess, der vor allem Gymnastiklehrerinnen, Ärzten und Psychologen zu verdanken ist. Neben dem Atemlehrer Cornelis Veening, dem

Psychotherapeuten Karlfried Graf Dürckheim und den Gymnastiklehrern Hinrich Medau und Ilse Middendorf war es der Arzt Volkmar Glaser, der Schmitts Ansätze entscheidend weiterentwickelte.

PRĀNĀYĀMA – URSPRUNG ALLER ATEMSCHULUNG

> »Wenn es einen Ort gibt, wo alle Träume seit den ersten Tagen, da der Mensch zu träumen begann, eine Heimat gefunden haben, dann ist es Indien.«
>
> Romain Rolland

Als älteste Atemschulung der Welt dürfte wohl das *Prānāyāma* bezeichnet werden, das in Indien bereits seit Jahrtausenden in einer ununterbrochenen und lebendigen Tradition praktiziert wird und sich durch alle Texte indischer Geistigkeit hindurchzieht, von den *Upanishaden* über die *Bhagavad-Gita* und das *Yoga-Sûtra* bis hin zu den späteren *Hathayoga*-Texten.

Prānāyāma bedeutet wörtlich übersetzt Ausdehnung des Atems (*prāna*) und Erweiterung der Lebenskraft. Im Hatha-Yoga gilt *Prānāyāma* als fundamentale Technik, um die Lebensenergie zu lenken und zu kultivieren.

Neben ethischen Grundlagen, der Entwicklung des Körperspürbewusstseins, der Sinnesausrichtung und Meditation bildet *Prānāyāma* einen konstituierenden Teil des achtgliedrigen Yoga-Übungspfads nach *Patañjali*, der dazu einlädt, sich mit sich selbst und der Welt in Beziehung zu setzen, um dann einen Weg zur Transzendenz zu finden. Es handelt sich dabei nicht um philosophische Spekulation oder ein theoretisches Konstrukt, sondern um einen verkörperten Übungsweg, der eine tiefgehende Erkenntnis durch eigene Erfahrung ermöglicht und zu einer inneren Transformation des Menschen führt.

Prānāyāma bildet das Bindeglied[22] zwischen der »äußeren«, sensorisch erfahrbaren und der »inneren«, interozeptiv erfahrbaren Welt. Während der alltägliche Atem größtenteils ein unbewusster Vorgang ist, hebt *Prānāyāma* ihn in den Bereich bewusster Wahrnehmung und Lenkung und schafft damit gleichzeitig einen Zugang zur Erforschung unserer reichen und komplexen Innenwelt. Grundlage dieser traditionellen Atempraxis bilden dabei zwei wichtige Erkenntnisse:

- Ein ruhiger Atem führt zu einer inneren Beruhigung und Stille.
- Der Atem lässt sich willentlich beeinflussen.

Svātmārāma, Autor des Textes *Hathayogapradīpikā* aus dem 14. Jahrhundert, schreibt: »Bei unruhigem Atem ist der Geist unruhig. Ist der Atem ruhig, ist es auch der Geist. Der Yogin erlangt Beständigkeit. Deshalb halte man den Atem fest.«[23]

Die Schlussfolgerung daraus lautet: Die Erfahrung einer inneren Beruhigung und Stille lässt sich durch eine willentlich beeinflusste Atemführung erreichen.

DEFINITION VON PRĀNĀYĀMA

Doch was meinen wir eigentlich, wenn wir von »Atemübungen« sprechen? Das Spektrum von Atemübungen kann ja sehr unterschiedlich sein, wie wir schon gesehen haben.

Als *Prānāyāma* wird deshalb traditionellerweise vor allem eine Vertiefung (*dirgha*) und Verlangsamung (*sukshma*) des Atemgeschehens verstanden.[24]

Als Hinführung und Vorbereitung konzentrativer Prozesse bildet dieser ruhige und verfeinerte Atem ein Tor zur Meditation und Einkehr, die in die Erfahrung der kosmischen Energie mündet, mit der wir verbunden sind: Es ist nicht »mein« Atem, sondern durch den Atem erfahre ich mich als Teil einer universellen Kraft, die auch mich durchströmt.

Meditation ist ein Zustand erhöhter Aufmerksamkeit, die auf ein bestimmtes Thema ausgerichtet wird. Die *Prānāyāma*-Praxis stellt die dafür physiologisch erforderliche Energie und Wachheit zur Verfügung, ohne die wir schnell müde und träge werden.

In dem gesamten Prozess geht es also darum, den Atem allmählich kultivieren zu lernen und die eigene Lebenskraft und Wachheit für die Erreichung höherer Bewusstseinsstufen bereitzustellen und verfügbar werden zu lassen.

Prānāyāma als Atemakrobatik oder Weg zur Selbstoptimierung zu gebrauchen, geht also an der eigentlichen Essenz des Yoga vorbei und kann uns selbstbezogen und rücksichtslos machen. *Prānāyāma* arbeitet vielmehr der Meditation und Innenschau zu. Dass eine bessere Kenntnis und ein geschickter Umgang mit der eigenen Lebensenergie auch die Gesundheit verbessert und viele Menschen dadurch einen Zuwachs an Vitalität erfahren, ist eine sehr angenehme Begleiterscheinung solcher Praktiken.

Prānāyāma als komplexes Übungsgebiet kann nur im persönlichen Kontakt mit erfahrenen Lehrenden erlernt werden. Es erfordert ein hohes Interesse, Geduld und ausdauernde Übungspraxis, um zu verstehen, wie Atmung und meditative Prozesse miteinander verbunden sind. Aufgabe dieses Buches soll es sein, solide Grundlagen zu etablieren, auf denen eine tiefergehende *Prānāyāma*- und Meditationspraxis aufbauen kann. Meiner eigenen Erfahrung nach können bereits einfache Übungstechniken sehr tief gehende Wirkungen erzielen. Es ist nicht das Komplizierte, das den Kern dieser Praxis ausmacht, sondern vor allem die Vorgehensweise, die über den Erfolg entscheidet. Dafür gute Grundlagen zu schaffen, ist wesentlich.

Die Entdeckung der Langsamkeit

Einladung zum Atmen: Wie man sinnvoll übt

Dieses Buch lädt vor allem dazu ein, das, was Sie hier lernen und verstehen, auch wirklich anzuwenden – und den Atem als eine wertvolle Ressource zu schätzen. Das ist nicht so einfach, wie es sich anhört. Auf einer theoretischen Ebene ist immer alles relativ schnell klar, aber es wirklich zu praktizieren und anzuwenden, ist eine andere Sache. Es bedeutet, die Konzepte und Theorien in die *eigene* Erfahrung zu übersetzen. In diesem Sinne möchte ich Sie mitnehmen auf eine Entdeckungsreise, die Sie zu ganz neuen Erfahrungen und Perspektiven führen kann und Ihnen im besten Sinne eine neue Welt eröffnet.

Konzepte, Studien, Analysen und Diagnosen sind wichtig, aber noch wichtiger ist es, den Bereich der grauen Theorie zu verlassen und in die lebendige Praxis zu kommen, um eigene Erfahrungen zu sammeln, die eine Veränderung anstoßen.

Ich stelle Ihnen eine Herangehensweise vor, die ich selbst gelernt und als sehr hilfreich im Umgang mit dem Atem empfunden habe. Der Atem wird mithilfe der Interozeption (Innenwahrnehmung) in einer sehr sanften Weise gespürt und geführt. Das Üben orientiert sich also stets am inneren Empfinden, nicht an äußeren Bildern, Konzepten oder Vorgaben.

Das unterscheidet sich grundsätzlich von einer Herangehensweise, die versucht, den Atem intensiv zu manipulieren. Häufig lernen Menschen Pranayama in einer eher technischen und leistungsorientierten Weise kennen. Im Lauf unserer Erziehung, Schulzeit, Arbeit und bei sportlichen Aktivitäten haben wir oftmals gelernt, viel Kraft, Zwang und Intensität einzusetzen, um unsere Ziele zu erreichen. So mag es zunächst ungewohnt erscheinen, dass wir insgesamt gar nicht so viel tun müssen, sondern die Dinge einfach mehr (und in der richtigen Weise) geschehen lassen dürfen. Oftmals bedarf es nur kleiner Korrekturen anstelle großer Anstrengungen. Anstrengung kostet Kraft, erzeugt Enge und führt zur Erschöpfung. Kleine angemessene Impulse hingegen helfen dabei, den eigenen Energiehaushalt in der Balance zu halten und – ganz im Sinne des Prāṇāyāma – auf Kurs zu bleiben.

FREUNDSCHAFT SCHLIESSEN

> »Die Freundschaft mit sich selbst ist ganz wichtig, weil man ohne sie mit keinem anderen Menschen auf der Welt befreundet sein kann.«
>
> Eleanor Roosevelt

Wann ist jemand ein Freund, und wie lange dauert es, eine Freundschaft zu schließen? Der Beziehungsforscher Jeffrey A. Hall von der University of Kansas hat in einer Studie[25] herausgefunden, dass es 100 bis 200 Stunden braucht, bis aus einer neuen Bekanntschaft eine richtige Freundschaft wird.

Doch Freundschaft entsteht nicht nur durch die Zeit, die man miteinander verbringt, sondern auch durch die schwierigen Situationen, die man gemeinsam meistert. Was hat das mit der Atmung zu tun? Wir müssen bewusst Zeit mit dem Atem verbringen, damit sich eine gute Freundschaft entwickeln kann. Das bedeutet, bereit zu sein, auf den Atem zu hören und sich einzulassen. Dann wird er zur wertvollen Ressource, mit der wir selbst schwierige Situationen meistern und auf die wir jederzeit zurückgreifen können.

Die Erforschung des Atems dient nicht einer Herrschaft im Sinn von Kontrolle oder Nutzbarmachung, sondern ist der Versuch, Frieden mit dem eigenen Körper, unserer inneren und damit auch der äußeren Natur zu schließen. Es kann der Beginn einer wunderbaren, lebenslangen Freundschaft sein, der Weg vom Fremden zum Freund.

WIE KANN ICH SINNVOLL ÜBEN?

Das Wie des Übens

Es ist schwer, sich einen Überblick über das große Spektrum der Atemübungen zu verschaffen und zu verstehen, was davon relevant und wirksam ist und was eher nicht. Zum Glück hat die Yoga-Tradition durch die Jahrhunderte eine sinnvolle Auswahl wirksamer und sicherer Übungen getroffen, auf die wir zurückgreifen können.

Anfänger und Fortgeschrittene praktizieren oftmals ein und dieselbe Übungstechnik. Was aber Fortgeschrittene von Anfängern unterscheidet, ist die Art und Weise, *wie* sie praktizieren. Dieselbe Übung kann auf sehr unterschiedliche Weise ausgeführt werden, wodurch sich ihre Wirkungsweise grundlegend verändert. Daher kommt dem »Wie des Übens« eine sehr viel größere Bedeutung zu als der Auswahl der einzelnen, »richtigen« Technik, denn dies entscheidet auch darüber, wie sich letztendlich die Übung auswirkt. Es ist der für die Praxis maßgeblich entscheidende Faktor.

Wenn ich beispielsweise mit großer Anstrengung versuche, meine Atmung zu kontrollieren, wird sich dies in Form von Anspannung und Erschöpfung bemerkbar machen, wodurch ich eher gestresst als entspannt sein werde.

Lasse ich dieselbe Übung jedoch mit Leichtigkeit und Behutsamkeit geschehen, dann bildet dies eine gute Basis für innere Ruhe, Ausgleich und Entspannung. Folgende Ideen können dabei helfen, das »Wie des Übens« sinnvoll weiterzuentwickeln.

Spüren ist das neue Tracken

Smart Watches, Fitnesstracker, Gesundheitsapps – wie in keinem anderen Bereich sonst haben im Gesundheitsbereich allerlei Gadgets Einzug gehalten, die unsere Daten aufnehmen und verwerten und uns dabei unterstützen sollen, den eigenen Wert immer wieder unter Beweis zu stellen. Es herrscht das Bedürfnis, innere Zustände exakt in Zahlen auszudrücken und vergleichbar zu machen, wobei überhaupt stets nur einzelne, erfassbare Teilaspekte unseres ganzheitlichen Erlebens gemessen werden können, so dass das innere Spüren auf der Strecke zu bleiben droht. Im Prāṇāyāma hingegen sind wir auf unsere ganzheitliche Interozeption, also die subjektive Wahrnehmung von Signalen aus dem Körperinneren angewiesen, um zu verstehen, wie wir mit der komplexen Atemphysiologie interagieren können und was wann angemessen ist. Unsere differenzierte Empfindungsqualität kann nicht – und muss auch nicht – gemessen werden, denn in der Erfahrung des inneren Raumes brauchen wir uns nicht mit anderen zu vergleichen, sondern finden unseren eigenen Zugang und Rhythmus. Durch ein aufmerksames Spüren entwickelt sich eine verbesserte Wahrnehmung, immer mehr Intuition und Selbstwirksamkeit, die unabhängiger und selbstsicherer im eigenen Handeln machen.

Haben Sie also Mut zum Spüren!

Mut zum Spüren

Angemessenheit im Tun

Die Angemessenheit (*yathā shakti*) beim konkreten Üben im Blick zu behalten, ist von größter Wichtigkeit, denn die tatsächliche Praxis sollte sich immer nach dem ausrichten, was aktuell möglich und machbar ist: Entspricht das, was ich gerade tue, wirklich meiner momentanen Kapazität und Energie? Woran kann ich das konkret erkennen? Welche Empfindungen im Körper informieren mich darüber? Kann mein Atmungssystem die Einladung überhaupt annehmen, oder gibt es möglicherweise Hindernisse und Widerstände? Wie gehe ich mit diesen um?

Wenn ich einfach versuche, ein bestimmtes Übungskonzept oder starre Anweisungen zu befolgen, ohne mit dem tatsächlichen Geschehen in Form meiner Körperempfindung und Innenwahrnehmung im Kontakt zu bleiben, dann wird die Ausführung der Übung unangemessen, und es entsteht ein Konflikt zwischen dem, was gewollt, und dem, was möglich ist. Konflikte erzeugen Spannungen und führen dadurch zu innerer Unruhe, dem genauen Gegenteil davon, was durch Atemübung erfahren werden kann. Wenn etwas mit Anstrengung oder gar Gewalt erzwungen wird, erzeugt dies also nicht nur möglicherweise unerwünschte Nebenwirkungen und Verletzungen, sondern führt vor allem an der eigentlichen Erfahrung des »Einfach Hierseins« vorbei. Angemessenheit im Tun bedeutet deshalb, das Üben immer am inneren Empfinden und nicht an äußeren Konzepten, Ideen oder Vorstellungen zu orientieren. Es ist nicht wichtig, wie es von außen aussieht, aber immens wichtig, wie es sich anfühlt. Innerlich sollte sich jede Übungspraxis unangestrengt und »schön« anfühlen.

Streben Sie keinen Perfektionismus an, denn dies ist oftmals der Versuch, die Dinge kontrollieren zu wollen, und entspringt der Angst, Fehler zu machen. Lassen Sie die Übung vielmehr in Ruhe und ohne Eile geschehen, so dass sich die Wirkung allmählich entfalten kann. Vermeiden Sie Ungeduld und lassen Sie alles langsam entstehen, denn dies ist gleichzeitig eine Übung in Selbstfürsorge und Gewaltlosigkeit: Wie kann ich lernen, so mit mir umzugehen, dass es mir in diesem Moment guttut und in der gegebenen Situation Sinn macht?

Das hört sich einfach und logisch an, ist aber schwierig umzusetzen und benötigt deshalb viel Übung. Praxis ist der Weg vom Konzept hin zur Erfahrung.

Es ist noch nicht alles so, wie Sie es sich wünschen? Kein Problem. Bleiben Sie locker. Jede Annäherung ist ein Gewinn.

Ohne Enge

Schritt für Schritt

Dieser Übungsweg ist ein langer Prozess; es dauert, bis sich eingefahrene Gewohnheiten verwandeln. Um an der Übung erfolgreich zu wachsen, sind einzelne Schritte nötig, die langsam, sicher und nachvollziehbar gegangen werden sollten, damit sie erfolgreich integriert und konsolidiert werden können. Zu große Schritte führen zu Irritationen und erzeugen Störungen, die der Erfahrung eines achtsamen Zustandes und innerer Stille im Wege stehen. »Das Gras wächst auch nicht schneller, wenn man daran zieht.« Daher sollte sich die Übungspraxis im Lauf der Zeit verfeinern und anstrengungsloser und leichter werden. Gehen Sie mit Geduld und Ausdauer weiter – ohne besondere Erwartungen und ohne Erfolge, Misserfolge und die Ergebnisse insgesamt immer beurteilen oder bewerten zu wollen. Verlangsamung und schrittweises Vorgehen schaffen neue Räume der Erfahrung, in denen sich die Wirkungen entfalten können. Veränderung braucht Übung und Aufmerksamkeit. »Eine Gewohnheit kann man nicht zum Fenster hinauswerfen. Man muss sie Stufe für Stufe die Treppe hinunterlocken.« (Mark Twain)

Den Brunnen in die Tiefe bohren

Die Atempraxis sollte keinesfalls mechanisch und stumpf ausgeführt werden, damit sie erledigt ist, es sollte vielmehr mit ganzer Aufmerksamkeit geübt werden. Alles, was ich tue, sollte dabei helfen, mir meiner selbst bewusster zu werden. Wenn ich mit Aufmerksamkeit, Hingabe und wohlwollendem Interesse praktiziere, kann ich herausfinden, was mich unfrei macht und was mich innerlich freier werden lässt. Dies bedeutet, den Brunnen in die Tiefe zu bohren und anstelle von vielen kleinen oberflächlichen Probebohrungen der Sache auf den Grund zu gehen. Es ist der Prozess einer schrittweisen Selbsterkenntnis, die mir tiefere Aspekte meiner Selbst enthüllt: Ich bin mehr als mein Körper, meine Gedanken und Gefühle, mit denen ich mich oftmals so sehr identifiziere.

Von der Matte ins Leben

Was wir auf der Matte einüben, hat unmittelbare Auswirkung auf unseren Alltag. Es verändert die Art und Weise, wie wir uns verhalten, wie wir atmen, wie wir mit uns selbst und mit anderen umgehen. Natürlich können wir nicht den ganzen Tag Prāṇāyāma praktizieren, aber der Rest des Tages kann sich durch das, was ich in der Übungszeit praktiziere, maßgeblich verändern. Die vielen Eindrücke und Erfahrungen während eines Tages kommen auch bei der Praxis auf der Matte zum Vorschein. Daher kommt einer regelmäßigen Praxis eine große Bedeutung zu, weil sie eine allmähliche Transformation in Gang setzt. Das Rückgrat der Achtsamkeit bildet das regelmäßige Praktizieren verschiedener Techniken, die wiederum wie ein Kristallisationspunkt für die Ausweitung von Achtsamkeit wirken.

Achtsamkeit als anzustrebende Fähigkeit bedarf anfänglich gewisser Bemühungen, kann sich aber zunehmend zu einem anstrengungslosen Zustand einer natürlichen Präsenz entwickeln, die andauert.

Wenn wir also in dieser Weise mit uns umgehen, entsteht eine Fähigkeit zum Achtsambleiben, die allmählich Wurzeln in alle Lebensbereiche sendet. Aus einzelnen Achtsamkeitsinseln im Alltag entwickeln sich mit der Zeit zusammenhängende Landmassen, mit anderen Worten: Der Radius meiner Achtsamkeit dehnt sich immer weiter aus, so wie sich der Lichtkegel einer Lampe vergrößert. Die Übung verlässt die Matte und wird Bestandteil des alltäglichen Lebens und wirkt sich auf meine konkreten Alltagstätigkeiten aus, die das beste Übungsfeld darstellen. Denn der Alltag bildet immer noch den besten Prüfstein für den Fortschritt der eigenen Praxis.

So treten bei achtsamen Menschen wie von selbst Bereiche wie Gesundheit, Ernährung, gute Beziehungen oder Nachhaltigkeit in den Fokus ihres Interesses. Wenn Achtsamkeit im eigenen Leben Einzug hält, dann beschenkt uns der gegenwärtige Moment mit Sinn und Erfüllung, was immer geschieht. Und dies ist auch ein wichtiger Beitrag zu einer ganzheitlichen Gesundheit. Schon Meister Eckhart, der große Philosoph des Mittelalters, erklärte den Wert der Gegenwärtigkeit mit seinen Worten:

»Die wichtigste Stunde ist immer die Gegenwart, der bedeutendste Mensch immer der, der dir gegenübersteht, und das notwendigste Werk ist immer die Liebe.«

Sich angestrengt zu fühlen und danach erschöpft zu sein, ist für viele von uns so selbstverständlich geworden, dass wir es gar nicht mehr infrage stellen, sondern diesen Zustand dauerhaften Erschöpftseins für naturgegeben halten und uns keine Leichtigkeit mehr vorstellen können. Die Erfahrung von Leichtigkeit und Anstrengungslosigkeit ist eines der wichtigsten Ziele der Prānāyāma-Praxis. Statt die feinen Atemprozesse mit starker Willenskraft kontrollieren zu wollen, lässt sich durch die Übung mit dem Atem ein Geschehen-Lassen erlernen. Mit dieser Absichtslosigkeit tritt allmählich eine Veränderung ein, ohne dass sie erzwungen wird. Leichtigkeit und Anstrengungslosigkeit sind sehr faszinierend, sei es in der Musik, im Sport oder in der Kunst. Wir bewundern Menschen, die eine Tätigkeit mit großer Leichtigkeit ausüben können. Tatsächlich geht diesem Zustand meistens ein langer Prozess des Übens voraus. Paradoxerweise entsteht Leichtigkeit durch anstrengungslose Anstrengung. Wer Leichtigkeit selbst erfahren hat, möchte sie nicht mehr missen.

Die Atemübung beginnt daher nicht mit dem Verändern, sondern mit dem Beobachten und Erfahren des natürlichen, spontanen Atemflusses (*prakrta prānāyāma*). Der Atem wird zunächst in das eigene Feld der Aufmerksamkeit gebracht und wahrgenommen, ohne dass wir irgendetwas tun. Das benötigt einige Zeit, denn die Atmung entzieht sich schnell der bewussten Betrachtung, weil der Geist umherzuwandern beginnt. Ist es möglich, mit der Aufmerksamkeit beim Atem zu bleiben, ohne ihn zu beeinflussen? Wer einmal versucht hat, etwas zu beobachten, ohne es verändern zu wollen, wird festgestellt haben, dass die innere Tendenz, Dinge beeinflussen zu wollen, zu einem regelrechten Automatismus geworden ist. Über alles und jedes haben wir Meinungen und Konzepte, die bei der Beobachtung einer Sache sofort zum Tragen kommen: Wir wollen sie gemäß unseren Vorstellungen und Konzepten verändern und anpassen.

Den Atem absichtslos zu beobachten, führt dazu, den inneren Drang, immer gleich etwas beeinflussen oder verändern zu wollen, in sich zu erkennen und allmählich abzuschwächen.

Geschehen lassen

Der beeinflusste Atem

In dieser Phase der Praxis (*vaikrta prāṇāyāma*) wird der Atem nun schrittweise manipuliert, d.h. durch bestimmte Techniken und Übungen beeinflusst. Er wird z.B. verlangsamt, verlängert oder pausiert. Die Stimmritze wird etwas verengt (*ujjayī prāṇāyāma*) oder ganz verschlossen (*bandha*). Die Stimme kommt manchmal mit zum Einsatz (*bhrāmarī prāṇāyāma*), oder es wird ausnahmsweise durch den Mund (*shītali prāṇāyāma*) geatmet. Die traditionellen Yoga-Atemtechniken gehören in diesen Bereich der Atemmanipulation, und durch deren Anwendung werden wir mit unseren eigenen dysfunktionalen Atemmustern konfrontiert. Oftmals wird jedoch der erste wichtige Schritt der absichtslosen Atembeobachtung (*prakrta prānāyāma*) übersprungen und die Techniken direkt angewandt, »um keine Zeit zu verlieren« und »damit etwas passiert«. Dies ist ein typischer Fehler in der Vorgehensweise, denn solange ich nicht wirklich das Feld kennengelernt habe, in dem ich mich bewege, kann ich auch nicht wissen, was und wie etwas angemessen zu tun ist.

Gelingt es jedoch, den Atem in einer geschickten und angemessenen Weise zu beeinflussen, dann führt das zu einer sehr ruhigen und entspannten Atmung. Es braucht Übung über einen längeren Zeitraum, um die Effekte kennen- und einordnen zu lernen.

Der gelöste Atem

Ausgehend von der reinen Beobachtung des Atems (*prakrta prānāyāma*) über die geschickte Beeinflussung des Atems (*vaikrta prānāyāma*) mündet der Atem schließlich in der Erfahrung eines sehr gelösten, leichtgängigen und störungsfreien Atemflusses (*kevala prānāyāma*). Hier zeigen sich dann auch alle psycho-physiologisch interessanten Effekte auf das Nervensystem, denn diese Vorgehensweise geschieht immer in Verbindung mit den inneren physiologischen Gesetzmäßigkeiten. Der Atem wird sehr gleichmäßig und fein, die Aufmerksamkeit ist gesammelt, und die unruhigen, konflikthaften Bewegungen des Geistes kommen allmählich zur Ruhe. Dies ist das erklärte Ziel von Prānāyāma.

Vorbereitet sein

Die besten Übungen können nur Wirkung entfalten, wenn wir ausreichend vorbereitet sind. Nehmen Sie sich genügend Zeit und bereiten Sie sich äußerlich und innerlich vor, so dass die Praxis gelingen kann. Richten Sie einen angenehmen Übungsplatz ein, an dem Sie am besten regelmäßig und zur selben Tageszeit praktizieren. Das hilft dabei, die Übungspraxis zu verstetigen. Dies bedeutet auch, an einem ruhigen Ort zu üben und alle möglichen Störquellen – Handy, Musik, Essen und andere Ablenkungen – zu reduzieren.

Die Wirkung der Praxis ist auch sehr davon abhängig, in welcher Verfassung Sie hineingehen. Stürzen Sie deshalb nicht in die Übungen, besonders wenn Sie gestresst sind oder unter Zeitdruck stehen. Beginnen Sie mit sehr einfachen Übungen und lassen Sie die Übungspraxis allmählich entstehen. Sie werden zunehmend spüren, welche Bedeutung der Vorbereitung zukommt.

Verkörpert sein

Der Körper ist unser erster Wohnsitz in dieser Welt. Wir sind für die unmittelbare Erfahrung aller Vorgänge um uns herum und in uns auf die Kooperation der körperlichen Abläufe angewiesen. Körper ist nicht einfach das, was wir im Spiegel sehen, sondern das Erleben eines inneren Raumes innerhalb der Grenzen unserer Haut. Selbst wenn wir in einem vollkommen dunklen Raum sind, wissen wir immer noch, wo sich all unsere Körperteile befinden und wie sie sich gerade anfühlen.

Körperübungen (*āsanas*) gehen im Yoga traditionellerweise einer dezidierten Atempraxis voraus. Anders als häufig angenommen geht es im Yoga allerdings nicht darum, maximale körperliche Flexibilität zu erreichen, sondern einen integrierten Zustand (*sthira sukham*)[26] zu erleben, in dem körperliche Empfindungen selbst keine Quelle von Unbehagen, Störung oder Ablenkung darstellen, sondern integriert werden können, so dass dies eine gute Basis für die folgende Atempraxis ergibt. Dieser Zustand ist durch eine längerfristige, interessierte und wohlwollende Beschäftigung mit dem eigenen Körper zu erreichen. In erster Linie geht es also darum, sich den eigenen Körper zum Freund zu machen, statt immerwährend gegen ihn anzukämpfen und ihn verändern zu wollen. Aus einem bewertenden, ablehnenden und feindseligen Verhältnis zum eigenen Körper gehen Unruhe, Spannung und Störung hervor, die einem inneren Zur-Ruhe-Kommen entgegenstehen.

Die Körperpraxis verbessert auch die Selbstwahrnehmung, die für eine tiefergehende Atmungspraxis immens wichtig ist. Der Atem ist eine feine Materie, und für einen angemessenen Umgang mit ihm wird viel Aufmerksamkeit benötigt. Die Arbeit mit dem Körper durch verschiedene Haltungen bereitet also die Atempraxis vor und arbeitet ihr zu. Wenn wir wirklich genießen wollen – auch den Atem kann man genießen –, dann brauchen wir dafür Ruhe und Entspanntheit im Körper.

Gedehnte Muskulatur und geschmeidiges Bindegewebe, eine aufgerichtete Körperhaltung und das Gefühl von innerer Stabilität und Geräumigkeit schaffen gute Voraussetzungen für eine optimale Belüftung der Lungen. Achten Sie besonders auf einen lockeren Bauchraum, einen entspannten Nacken und gelöste Schultern. Das viele Sitzen im Alltag mit rundem Rücken ist kontraproduktiv und bedarf immer eines Ausgleichs.

Das Gehen ist übrigens eine der einfachsten Körperübungen, um den Atem zu rhythmisieren und zu regulieren. Unser so komfortabel gewordenes Leben hält uns mit allerlei Erfindungen wie Rolltreppen, Fahrstühlen, Autos und Zügen systematisch vom Gehen ab, der grundlegendsten menschlichen Bewegungsform seit Millionen von Jahren. Kein Wunder, dass unsere Atmung darunter leidet und verkümmert.

Da es viele Kurse, Bücher und Anleitungen für Āsana-Praxis gibt, werde ich an dieser Stelle nicht auf einzelne Übungen eingehen, sondern empfehle ganz allgemein eine Beschäftigung mit den Körperübungen des Yoga, um gut auf die Prānāyāma-Praxis vorbereitet zu sein. Einige hilfreiche Videos von geeigneten, vorbereitenden Körperübungen finden Sie u. a. in der Mediathek unseres Gesundheitszentrums Sonne und Mond.

Mit dem Atem gehen

Reinigungstechniken

Laut *Hathayoga*-Texten[27] sollte der Körper vor einer intensiveren Prānāyāma-Praxis gereinigt werden. Eine verstopfte Nase, starkes Übergewicht, Verschleimung, Verspannungen etc. erschweren die Übung, weshalb zuvor die sechs Gruppen der Reinigungsübungen (*shat karma*), praktiziert werden sollten: *dhauti* (Magenwaschung), *basti* (Einläufe), *netī* (Nasenspülung), *naulī* (reinigende Bauchbewegung), *trātaka* (Augenreinigung), *kapālabhāti* (reinigende »Feueratmung«). Diese Reinigungen sollten beim ersten Mal unter fachkundiger Anleitung durchgeführt werden, um unerwünschte Nebenwirkungen zu vermeiden.[28] Später können diese Techniken dann auch eigenständig durchgeführt werden.

Die freie Nase

Vor jeder Atemübung sollten Sie die Nase putzen. Auch eine Nasenspülung mit Salzwasserlösung (*netī*) kann Sinn machen, denn die Nasenlöcher sollten frei sein. Es ist auch hilfreich, die Nasenlöcher mit ein paar Tropfen Nasenpflegeöl für die Praxis vorzubereiten, so dass die Atemwege durch die ätherischen Öle durchlässiger werden.

Zeit zum Atmen

Wie oft höre ich den Satz: »Ich finde einfach keine Zeit zum Üben.« Habe ich wirklich keine Zeit, oder will ich mir keine

Zeit nehmen? Da sind so viele Dinge, mit denen ich mich tagtäglich ablenke und beschäftige. Aber warum habe ich eigentlich keine Zeit für mich? Wir verbringen so viel Zeit mit unserer Arbeit, mit Freunden und Familie, beim Surfen im Internet, haben dann aber oft das Gefühl, keine Zeit mehr für uns zu haben: einfach mal nichts tun und nur mit sich selbst sein, scheint schwierig zu sein. Immer ist etwas los, und wir sind so beschäftigt, dass das Innehalten und Zur-Ruhe-Kommen zu einem wahren Luxusgut geworden ist. Tipp: Machen Sie einen Termin mit sich selbst und verleihen Sie ihm dieselbe Bedeutung wie einem wichtigen Date.

Wie lange sollte man praktizieren?

Der Tag hat 1440 Minuten. Wie wäre es, wenn Sie von den 24 Stunden eines Tages pro Stunde nur eine Minute für sich selbst reservieren würden? Das ergibt 24 Minuten pro Tag, also keine allzu lange Zeit, die jedoch den gravierenden Unterschied macht. Sich selbst 24 Minuten pro Tag zu schenken, bedeutet auch, Souverän über die eigene Zeit zu sein.

Wann ist die beste Übungszeit?

Die beste Zeit ist immer jetzt: Wenn Ihnen die Praxis wichtig ist und für ihr Leben Sinn macht, dann nehmen Sie sich dafür die entsprechende Zeit und beschützen Sie diese wertvollen Zeiträume der Regeneration und Ruhe. Niemand anderes wird das für Sie tun. Schaffen Sie sich kleine Übungsrituale, damit die Praxis Eingang in den Alltag finden kann. Üben Sie abwechselnd für längere Zeiträume und manchmal im Rahmen einer Mikropraxis, um im Lauf der Zeit ein gutes Gefühl für die passende Übungsdauer zu bekommen.

Soll ich morgens oder abends üben?

Das ist zunächst zweitrangig. Wichtig ist, dass Sie überhaupt die Zeit für die Übungen finden. Für die Morgenstunden spricht, dass man seine Praxis schon absolviert hat, bevor das Tagwerk beginnt und man diese Kraft der Sammlung mit in den Tag nehmen kann. Der Abend bildet einen guten Tagesabschluss, gleichzeitig besteht jedoch immer die Gefahr, dass noch etwas dazwischengerät, man sich müde fühlt oder Hunger bekommt. Optimal wäre es natürlich, sowohl morgens als auch abends zu praktizieren, aber achten Sie darauf, sich nicht zu übernehmen.

Die Qualität unseres alltäglichen Lebens hängt ganz wesentlich davon ab, ob wir selbstzentriert oder zerstreut sind. Woher soll eine innere Zentrierung kommen, wenn nicht durch eine Zeit des Innehaltens und der Sammlung? Der Atem kennt den Weg.

MEILENSTEINE

Bin ich auf dem richtigen Weg? Übe ich in einer geeigneten Weise? Führt meine Praxis zum Erfolg? Woran kann ich das erkennen? An bestimmten Erfahrungen können Übungsfortschritte in der Prāṇāyāma-Praxis festgemacht werden. Diese »Meilensteine«

zeigen uns an, ob wir uns noch auf dem richtigen Weg befinden. Ohne einen Anspruch auf Vollständigkeit zu erheben, nenne ich hier einige Punkte, die der allgemeinen Orientierung dienen können, indem Sie ihr subjektives Erleben gut beobachten:

Erfahrung des natürliches Atemflusses (*prakrta prānāyāma*)
Kann ich einige Zeit den natürlichen Atemfluss spüren, ohne ihn beeinflussen zu wollen oder innerlich ungeduldig zu werden?

Erfahrung einer vertieften und gleichmäßigen Atmung (*dīrgha & sūkshma prānāyāma*)
Kann ich den Atem einige Zeit lang tief und gleichmäßig ein- und ausströmen lassen, ohne dabei ein Gefühl von Anstrengung oder Enge zu erleben?

Vollständige, verlängerte Ausatmung unter Beteiligung einer aktiven Bauchdecke (*rechaka*)
Kann ich die Ausatmung lang und ruhevoll unter Beteiligung einer sanften Bauchdeckenaktivität zu Ende kommen lassen, ohne dass die nächste Einatmung wieder schnell einströmen muss?

Erfahrung der spontanen Pause am Ende der Ausatmung (*bahir kumbhaka*)
Stellt sich nach gewisser Zeit der Übungspraxis am Ende jeder ruhigen und vollständigen Ausatmung eine spontane Pause ein, in der der Atemantrieb für einen Moment zur Ruhe kommt, ohne dass dies als unangenehm oder angestrengt empfunden wird?

Allgemeine Entspanntheit, Vitalität und Freude

Fühlen Sie sich während oder nach der Prāṇāyāma-Praxis allgemein entspannt und erfrischt? Fühlen Sie sich durch die Praxis vitaler und freudvoller? Entspannt und angenehm wach?

Verfeinerte Wahrnehmung

Haben Sie das Gefühl, dass sich Ihre Wahrnehmung verfeinert, Sie insgesamt über eine höhere Sensitivität verfügen und viele Dinge aufmerksamer wahrnehmen können?

Geringere Irritabilität

Gelingt es Ihnen, sich von störenden Eindrücken zurückzuziehen? Fühlen Sie sich innerlich gesammelter und dadurch weniger empfänglich für Irritationen aller Art?

Verbesserte Konzentrationsfähigkeit

Können Sie sich in der Übung zunehmend besser auf den Atem konzentrieren und schweift Ihre Aufmerksamkeit weniger ab? Wie wirkt sich das im Alltag aus?

Geistige Klarheit, innere Ausgeglichenheit und Gelassenheit

Sind Sie geistig klarer und fokussierter? Fühlen Sie sich innerlich ausgeglichener und können viele Dinge gelassener betrachten?

Falls Sie diese Erfahrungen jedoch noch nicht machen, sollte dies kein Grund zur Besorgnis sein. Beobachten Sie weiterhin Ihre Erfahrungen während und nach der Praxis, um daraus für das weitere Vorgehen zu lernen. Der Weg entsteht beim Gehen.

Ich bleibe hier

HINDERNISSE & SACKGASSEN

Hindernisse sind gewissermaßen zu erwarten. Indem wir lernen, mit ihnen umzugehen, kommen wir in eine größere Erfahrungstiefe. Was hemmt den Übungsfortschritt? Wo drohen Sackgassen?

Zu viel zu schnell wollen

In einer schnelllebigen Zeit muss alles sofort passieren. Gerade wenn wir etwas Neues beginnen, kommt es häufig vor, dass wir zu viel in kurzer Zeit erreichen wollen. Oftmals überschätzen wir, was wir an einem Tag erreichen können, und unterschätzen, was sich im Laufe der Wochen und Monate erreichen lässt. Ein häufiger Fehler besteht deshalb darin, zu schnell vorzugehen und dadurch selbst Beschwerden hervorzurufen. Die Eile ist ein Feind des achtsamen Tuns. Wenn wir versuchen, etwas zu erzwingen, führt dies zu Spannungen und Störungen, die uns von einem Zustand innerer Sammlung abhalten. Langsamkeit und Behutsamkeit in der Vorgehensweise helfen auch zu vermeiden, dass alte Traumata aufgeweckt werden, die dann nicht bewältigt werden können. Von drastischen Übungen, die spektakuläre Effekte hervorbringen, ist abzuraten, weil Extreme immer auch Dysbalancen hervorrufen und keine nachhaltigen Wirkungen unterstützen.

Schon in den alten Yogatexten[29] wird vor zu vielen »Gelübden« gewarnt, die den eigentlichen Übungsfortschritt vereiteln. Auch das *Yoga-Sûtra* spricht im Zusammenhang mit dem Übungsprozess immer wieder von *dirgha kala*, was so viel bedeutet, dass »über einen langen Zeitraum« geübt werden soll. Die Erfahrungen eröffnen sich langsam wie eine Blüte. Geduld ist der Schlüssel zu nachhaltigem Erfolg.

Mangelnde Körperwahrnehmung

Man muss wahrlich kein Akrobat sein, um zu atmen, aber ein gewisses Maß an Rückenkraft, Körpererfahrung und Selbstwahrnehmung ist für eine tiefergehende Atempraxis wichtig, um entspannt sitzen und die feineren Veränderungsprozesse in sich selbst beobachten zu können.

Eine unzureichende Selbstwahrnehmung und eine mangelnde Bereitschaft, sich innerlich spüren zu wollen, kann zu einem sehr mechanischen Üben und reiner »Atemakrobatik« führen, die oberflächlich und technisch bleibt, wodurch die eigentliche Erfahrungstiefe und feineren Aspekte des Prāṇāyāma verloren gehen.

Zu viel essen

Die Redewendung »Voller Bauch studiert nicht gern« ließe sich passend abwandeln in »Voller Bauch atmet nicht gern«. Eine leichtverdauliche, pflanzenbasierte und maßvolle Ernährung (*mitāhāra*) galt den Yogis als Voraussetzung für eine erfolgreiche Praxis. Unmittelbar vor der Praxis sollte nicht gegessen und getrunken werden.

Rauchen & Genussmittel

Rauchen und Dampfen sind die Ursache für die meisten Erkrankungen der Atmungsorgane und des Herz-Kreislauf-Systems. Sie verengen die Bronchien und zerstören die Lungenbläschen. Rauchen ist eine Sucht. Falls Sie rauchen und es aufgeben wollen, suchen Sie sich adäquate Hilfe und Unterstützung. Es gibt gute Raucherentwöhnungsprogramme, wenn Sie bereit sind. Mit jedem Tag, den Sie nicht rauchen, steigen Ihre Lebenserwartung und Atemkapazität wieder an. Vielleicht können die Übungen dieses Buch auch dazu beitragen, dass Sie mit der Entdeckung Ihres Atems vom Rauchen und anderen Genussmitteln Abstand nehmen können.

NEBENWIRKUNGEN

Prānāyāma richtig geübt, ist im Allgemeinen sehr nebenwirkungsarm und führt allmählich in eine größere Erfahrungstiefe. Was Wirkungen hat, kann allerdings auch immer potenzielle

Nebenwirkungen haben. Schon in der *Hathayogapradīpikā* wird vor den Auswirkungen falschen Übens gewarnt:

»Richtiges Prānāyāma vernichtet alle Krankheiten. Durch falsches Üben entstehen alle Krankheiten. (…) Ganz sorgfältig gebe man den Atem hin. Ganz sorgfältig atme man ihn ein. Ganz sorgfältig binde man. So gelangt man zum Erfolg.«[30]

Sollten Sie folgende Wirkungen spüren, dann geht Ihre Übungspraxis vermutlich in eine falsche Richtung:

- Schmerzen im Zusammenhang mit der Atmung,
- Beklemmungs- oder Druckgefühl im Atemraum,
- länger anhaltendes, inneres Unruhegefühl,
- allgemeines Unwohlsein,
- Herzrhythmusstörungen,
- Palpitationen,
- Ameisenlaufen auf der Haut,
- Krämpfe in Finger- oder Kiefermuskulatur,
- übermäßiger Schwindel,
- zunehmende Kopfschmerzen,
- Übelkeit.

Sollten sich solche oder andere unangenehme Nebenwirkungen wiederholt einstellen, dann pausieren Sie Ihre Praxis und suchen sich eine fachkundige Begleitung durch kompetente Atemlehrer:innen, die auf Ihre Situation individuell eingehen können. Keinesfalls sollten Sie jedoch versuchen, die Übungen weiter zu erzwingen.

Prāṇāyāma: Weg der Erfahrung

Prāṇāyāma ist viel mehr als ein paar ausgewählte Techniken: Es umfasst das gesamte Feld der Atemerkundung, Selbsterforschung und Bewusstseinsveränderung durch die Atmung.

Die Yoga-Tradition verfügt über ein großes Repertoire an verschiedensten Prāṇāyāma-Techniken. Einige Übungen sind bereits in historischen Yogatexten enthalten und werden seitdem praktiziert. Viele dieser Techniken sind auch heutzutage Prāṇāyāma-Übenden gut bekannt, wie z. B. die Nasenwechselatmung. Es gibt jedoch noch viele andere, teilweise nur wenig bekannte Techniken. Einige davon sind sehr einfach, andere wiederum nur allmählich unter fachkundiger Anleitung zu erlernen. Ich bin immer wieder überrascht, gelegentlich neue Techniken kennenzulernen, wenn ich mit Kolleg:innen im Austausch bin.

Bei der Auswahl der folgenden Techniken habe ich mich deshalb vor allem auf die Übungen beschränkt, die ich für sinnvoll und praktikabel halte. Nicht alle tradierten Übungen sind relevant, um die Wirkungen und die Zielrichtung von Prāṇāyāma wirklich zu erfahren und zu verstehen.

Statt sich in vielen verschiedenen Übungen zu verlieren, ist es sehr viel wichtiger, sich auf einige wenige Techniken zu konzentrieren und diese ungestört, regelmäßig – am besten täglich – und über einen längeren Zeitraum hinweg zu praktizieren, um Übungserfolge zu konsolidieren.

Bei den genannten Übungen handelt es sich eher um skizzenhafte Beschreibungen als vollumfängliche Anleitungen.

So handhaben es übrigens auch die traditionellen Yogatexte. Die ausführliche Anleitung erhält man dann durch erfahrene Lehrkräfte, die in dialogischer Form Fragen und Unsicherheiten klären.

Hinweis: Prāṇāyāma-Techniken sollten stets durch erfahrene Praktizierende vermittelt werden, um den Erfolg sicherzustellen und unerwünschten Nebenwirkungen vorzubeugen. Deshalb wird an dieser Stelle nochmals ausdrücklich empfohlen, sich von qualifizierten Lehrer:innen unterweisen zu lassen. Auch der Vorbereitung von Prāṇāyāma-Übungen im engeren Sinne kommt eine große Bedeutung zu: Eine gut geschulte Körperwahrnehmung wird durch angemessene Körperpraxis (*āsana*) vorbereitet, was der Atempraxis erfahrungsgemäß sehr dienlich ist.

VORBEREITUNG FÜR ALLE PRĀṆĀYĀMA-TECHNIKEN

Nehmen Sie eine aufrechte Sitzhaltung ein, wenn möglich, ohne sich anzulehnen, damit sich die Atemräume frei entfalten und bewegen können. Falls Sie nicht entspannt auf dem Boden sitzen können, setzen Sie sich bequem auf einen Stuhl, möglichst ohne sich anzulehnen.

Liegende Positionen können ebenfalls im eingeschränkten Maße für Prāṇāyāma verwendet werden, sie haben jedoch den Nachteil, dass die Brustkorbbewegung durch den Bodenkontakt eingeschränkt ist und man eventuell einschläft, weil Liegen mit Schlafen assoziiert ist.

DIE VIER ATEMPHASEN

Als ***Rechaka*** bezeichnet man die yogische Ausatmung unter Beteiligung der Bauchdecken- und Beckenbodenaktivität. Am Ende der Ausatmung wird die Bauchdecke sanft nach innen gezogen und der Beckenboden leicht kontrahiert, um eine vollständige Ausatmung zu ermöglichen. Dies bildet wiederum die Voraussetzung für eine vollständige Einatmung (*pūraka*).

Bahir kumbhaka ist die Atempause nach der Ausatmung. Diese Pause kann willkürlich oder unwillkürlich entstehen, d. h., wir können den Atem willentlich anhalten, oder der Atem pausiert aufgrund einer veränderten Atemphysiologie von selbst. Diese zweite Form von Atempause zeigt eine entspannte Atemregulation an, auf deren Grundlage weitere Atemtechniken folgen können. Durch geschicktes Üben entsteht *bahir kumbhaka* ganz von selbst und stellt somit einen Meilenstein im Übungsprozess dar.

Pūraka ist die yogische Einatmung unter Beteiligung von Bauchdecken- und Beckenbodenaktivität. Hier wird in der langsamen und vollständigen Einatmung ein Beckenbodentonus gehalten, auch die Bauchdecke behält eine gewisse Spannung, so kann sich die Lungenbasis sehr gut erweitern. Diese Atemphase sollte unter fachkundiger Anleitung erlernt werden.

Antar kumbhaka ist die Pause am Ende der Einatmung, die niemals von selbst geschieht, sondern immer ein willentliches Halten des Atems voraussetzt. *Antar kumbhaka* wird oftmals auch zusammen mit *jalandhara bandha*, dem sogenannten Kehlverschluss, praktiziert. *Antar kumbhaka* sollte nicht ohne Anleitung geübt werden.

Allgemeine Vorgehensweise

Die zuvor beschriebenen Schritte von *prakrita prānāyāma* und *vaikrta prānāyāma* stehen am Beginn aller Techniken und sollten allen weiteren Übungen vorausgehen:

- Nehmen Sie eine meditative Sitzhaltung mit aufgerichteter Wirbelsäule ein und beginnen Sie, Ihren Atem zu beobachten, ohne ihn zu verändern.
- Vertiefen Sie nun schrittweise die Atmung und verlängern Sie allmählich die Ausatmung.
- Atmen Sie vollständig aus, indem Sie den Beckenboden am Ende der Ausatmung sanft aktivieren und den Unterbauch nach innen bewegen (*rechaka*).
- Beobachten Sie, ob sich nach der Ausatmung eine natürliche Atempause (*bahir kumbhaka*) einstellt. Lassen Sie diese Atempause zu, wenn sie spontan eintritt.
- Weiten Sie langsam die Einatmung im Brustkorb aus, indem Sie nach etwa der Hälfte der Einatmung den Beckenboden und den Unterbauch leicht aktivieren (*pūraka*).
- Jetzt sind Sie an dem Punkt angekommen, an dem eine vollständige Atmung erreicht wurde und Sie zu verschiedenen Atemtechniken weitergehen können.

Diese beschriebene Vorgehensweise benötigt einige Zeit der Übung und sollte keinesfalls forciert werden.

»SONNENATMUNG« (SŪRYA BHEDANA PRĀNĀYĀMA)

Sūrya bhedana prānāyāma ist eines der *ashta kumbhakas* (acht Prānāyāmas), die in der *Hathayogapradīpikā* beschrieben werden. *Bhedana* bedeutet so viel wie Durchstoßen, und *Sūrya* steht für den sonnenhaften Energiekanal (*sūrya nādī*), der am rechten Nasenloch beginnt. Diesem Prānāyāma wird eine erhitzende Wirkung zugeschrieben, die laut *Hathayogapradīpikā* auch mikrobiell bedingte Krankheiten beseitigen kann.

Vorgehensweise:

- Beginnen Sie mit der allgemeinen Vorgehensweise, siehe Seite 87.
- Verschließen Sie dann das linke Nasenloch mit dem rechten Ringfinger und lassen Sie den Atem rechts einströmen.
- Verschließen Sie für einen kurzen Moment beide Nasenlöcher (optional).
- Lassen Sie den Atem langsam links ausströmen.
- Wiederholen Sie diesen Zyklus einige Male: rechts ein, links aus.
- Lassen Sie abschließend den Atem wieder zu seinem intuitiven Fluss zurückkehren, und spüren Sie nach, welche Wirkungen sich aus der Praxis ergeben.

Sonnenatmung

»MONDATMUNG«
(CANDRA BHEDANA PRĀNĀYĀMA)

Candra bhedana prānāyāma findet zwar in der *Hathayogapradīpikā* keine explizite Erwähnung, aber es wird davon ausgegangen, dass es auch schon in früheren Zeiten praktiziert wurde. *Candra* (*gesprochen: Tschandra*) bedeutet Mond und deutet auf die kühlende Wirkung dieser Atemtechnik hin. *Candra bhedana* richtet sich an den *idā nādī* (»Mondkanal«), der kühlend und beruhigend wirkt.

Vorgehensweise:

- Beginnen Sie mit der allgemeinen Vorgehensweise, siehe Seite 87.
- Verschließen Sie dann das rechte Nasenloch mit dem rechten Daumen und lassen Sie den Atem links einströmen.
- Verschließen Sie für einen kurzen Moment beide Nasenlöcher (optional).
- Lassen Sie den Atem langsam rechts ausströmen.
- Wiederholen Sie diesen Zyklus einige Male: links ein, rechts aus.
- Lassen Sie abschließend den Atem wieder zu seinem intuitiven Fluss zurückkehren, und spüren Sie nach, welche Wirkungen sich aus der Praxis ergeben.

Mondatmung

»NASENWECHSELATMUNG« (NĀDĪ SHODHANA PRĀNĀYĀMA)

Als *nādīs* werden im Yoga die Energiekanäle bezeichnet, über die die Lebensenergie, der *prāna*, durch den gesamten Körper fließt. *Nādī* bedeutet wörtlich »Leitung, röhrenförmiges Organ«, *shodhana* »Reinigung«. Die Nasenwechselatmung soll *pingalā* und *īda*, die beiden Hauptnādīs, reinigen und ihre gegensätzlichen Energien (das Sonnenhafte, Aktive, Intensive und das Mondhafte, Rezeptive, Sanfte) in Balance bringen. In der *Hathayogapradīpikā* wird es den klassischen *kumbhakas* (allgemeiner Begriff für verschiedene Prānāyāmas) vorangestellt. Gereinigte, durchlässige Energiebahnen, die einen freien Fluss von *prāna* ermöglichen, dienen hierbei als Voraussetzung für alle anderen Prānāyāma-Techniken. *Nādī shodhana* wird in manchen Yoga-Richtungen auch als *anuloma viloma prānāyāma* bezeichnet.

Vorgehensweise:

- Beginnen Sie mit der allgemeinen Vorgehensweise, siehe Seite 87.
- Richten Sie dann Ihre Wahrnehmung in die linke Körperhälfte (ohne die Nase zu verschließen, Empfindungen im Körper wahrnehmen).
- Lassen Sie die Ein- und Ausatmung einige Male durch das linke Nasenloch fließen und halten Sie dabei die Wahrnehmung in der linken Körperhälfte. Der Atem sollte ruhig und unangestrengt fließen.

- Richten Sie Ihre Wahrnehmung nun in die rechte Körperhälfte (ohne die Nase zu verschließen, Empfindungen im Körper wahrnehmen).
- Lassen Sie die Ein- und Ausatmung einige Male durch das rechte Nasenloch fließen; die Wahrnehmung dabei in der rechten Körperhälfte halten.
- Nun den Atem einige Male links ein- und rechts ausströmen lassen; die Körperwahrnehmung wechselt dabei jeweils von der linken zur rechten Körperhälfte.
- Jetzt den Atem einige Male rechts ein- und links ausströmen lassen; die Körperwahrnehmung wechselt dabei jeweils von der rechten zur linken Körperhälfte.
- Abschließend den Atem links ein- und rechts ausströmen lassen, dann wieder rechts ein- und links ausströmen lassen. Der Wechsel vom einen zum anderen Nasenloch erfolgt immer nach der Einatmung.
- Nun kann optional jeweils das Nasenloch mit einem Finger verschlossen werden, durch das nicht geatmet wird. Diese Form, bei der jeweils ein Nasenloch manuell verschlossen wird, ist den meisten unter dem Namen »Nasenwechselatmung« bekannt.
- Die Übung wird schließlich mit der Ausatmung durch das linke Nasenloch beendet.
- Lassen Sie danach den Atem wieder durch beide Nasenlöcher ein- und ausströmen, und bleiben Sie noch für einen Moment bei der vollen Atmung.
- Lassen Sie abschließend den Atem wieder zu seinem intuitiven Fluss zurückkehren, und spüren Sie nach, welche Wirkungen sich aus der Praxis ergeben.

Nasenwechselatmung

»DIE SIEGREICHE« (UJJĀYĪ PRĀNĀYĀMA)

Der Ausdruck *ujjāyī* setzt sich zusammen aus den Wortwurzeln *ud*, »auf« bzw. »hoch«, und *jaya*, »streben« oder »siegen«. Insgesamt lässt er sich als »das, was aufstrebt« oder »die Siegreiche« übersetzen. Dies beschreibt den Charakter dieser kraftvollen Brustkorb- und Flankenatmung, die dem Übenden eine Handhabe (»Sieg«) über die unbewussten, dysfunktionalen Atemmuster verschafft. *Ujjāyī* ist eine der bekanntesten Prānāyāma-Übungen und wird sowohl als eigenständiges Prānāyāma geübt als auch in die Āsana-Praxis integriert. Durch eine Verengung der Stimmritze entsteht ein Flüsterklang in der Kehlregion, vergleichbar einem leise schnarchenden Baby. Die Technik ermöglicht es, tiefer zu atmen und die Qualität des Atems über die Klangfarbe zu modulieren, weil sich durch den Kehlton ein akustisches Feedback des Atems für die Übenden ergibt.

Vorgehensweise:

- Beginnen Sie mit der allgemeinen Vorgehensweise, siehe Seite 87.
- Beobachten Sie den Atem, bis sich die Atemphasen allmählich verlängern.
- Verlängern Sie sanft die Ausatmung, bis sich von selbst kleine Pausen nach der Ausatmung (*bahir kumbhaka*) einstellen.
- Atmen Sie mit sanfter Aktivierung von Unterbauch und Beckenboden (*pūraka*) ein.
- Atmen Sie zunächst durch den geöffneten Mund mit einem Hauchlaut aus, als ob Sie einen Spiegel anhauchen wollten. Wenn die Stimmritze leicht verengt wird, entsteht durch die Reibung der Stimmlippen ein feiner Hauchlaut.
- Schließen Sie nun den Mund, aber behalten Sie den Flüsterklang in der Kehle bei.
- Lenken Sie Ihre Achtsamkeit auf einen gleichmäßigen, angenehmen Klang in der Ausatmung.
- Sofern das *ujjāyī* in der Ausatmung als angenehm empfunden wird, kann es auch während der Einatmung praktiziert werden.
- Lassen Sie den Atem stets gleichmäßig und ruhevoll ein- und ausströmen.
- Fahren Sie so lange mit dem *ujjāyī* fort, bis Gleichmaß und Harmonie von Ein- und Ausatmung entstehen und der Geist ruhig geworden ist.
- Beenden Sie den *ujjāyī*-Ton wieder, indem Sie die Stimmritze entspannen und den Atem frei (ohne Flüsterlaut) strömen lassen.

- Lassen Sie abschließend den Atem wieder zu seinem intuitiven Fluss zurückkehren, und spüren Sie nach, welche Wirkungen sich aus der Praxis ergeben.

Die Siegreiche

»KÜHLENDE ATMUNG 1« (SHĪTALĪ PRĀNĀYĀMA) UND »KÜHLENDE ATMUNG 2« (SHĪTKĀRĪ PRĀNĀYĀMA)

Diese beiden Prānāyāmas werden ebenfalls in der *Hathayogapradīpikā* (HYP II, 54-58) erwähnt. *Shītalī* leitet sich von *shīta* ab, was so viel wie »kühl«, »kalt« bedeutet. *Shītkārī* bedeutet wörtlich übersetzt so viel wie den Laut »*shīt*« machen. Tatsächlich spürt man als Übender bei beiden Techniken ein kühlendes Gefühl im Mund, denn die Luft wird – entgegen allen anderen Prānāyāma-Praktiken – durch den Mund eingesogen und durch die Nase wieder ausgeatmet. *Shīta* ist eine Grundeigenschaft im *Āyurveda* und das Gegenteil von *ushna* (heiß). Viele Prānāyāmas haben tendenziell eine erhitzende und reinigende Wirkung, was im *Āyurveda* als *langhana* (leichtmachend, reduzierend, entschlackend) bezeichnet wird. *Shītalī* und *shītkārī* hingegen gehören zu den Prānāyāma-Techniken, die als *brmhana* bezeichnet werden und eine aufbauende und nährende Wirkung haben. Aufgrund dieser Wirkungen und der kühlenden und aufbauenden Qualitäten stärken und stabilisieren sie auch *Ojas*. *Ojas* ist dem ayurvedischen Verständnis zufolge die Essenz der gesamten Körpergewebe und bildet die Grundlage von Vitalität und Immunität, weshalb es gut geschützt und nicht durch zu viel Hitze, Überarbeitung und einen stresserfüllten Lebensstil reduziert werden sollte. *Shītalī* und *shītkārī* wirken gegen jegliche Form von Erschöpfung, Müdigkeit, Überhitzung, Ausgebranntsein und reduzierte Vitalität und Immunität.

»KÜHLENDE ATMUNG 1« (SHĪTALĪ PRĀNĀYĀMA)

Vorgehensweise

- Beginnen Sie mit der allgemeinen Vorgehensweise, siehe Seite 87.
- Rollen Sie die Zunge und strecken Sie sie zwischen den Lippen etwas hervor.
- Atmen Sie die Luft langsam durch dieses »Zungenröhrchen« ein, wie ein Hund, der über die Zunge atmet.
- Entspannen Sie die Zunge ausatmend im Mund, und lassen Sie die Luft gleichmäßig durch die Nase ausströmen, bis die Lungen entleert sind.
- Optional können Kopf und Arme mit der Einatmung gehoben und mit der Ausatmung gesenkt werden, um die Wirkung von *shītalī* zu unterstützen.
- Lassen Sie nach Abschluss des *shītalī* den Atem wieder

durch die Nasenlöcher ein- und ausströmen, und bleiben Sie noch für einige Momente bei der vollen Atmung.

- Lassen Sie abschließend den Atem wieder zu seinem intuitiven Fluss zurückkehren, und spüren Sie nach, welche Wirkungen sich aus der Praxis ergeben.

Hinweis: Zungenrollen kann erlernt werden,[31] aber falls Sie Ihre Zunge im Moment noch nicht rollen können, können Sie stattdessen *shītkārī prānāyāma* praktizieren.

Kühlende Atmung 1

»KÜHLENDE ATMUNG 2« (SHĪTKĀRĪ PRĀNĀYĀMA)

Vorgehensweise

- Beginnen Sie mit der allgemeinen Vorgehensweise, siehe Seite 87.
- Legen Sie in der Einatmung die Zungenspitze hinter die oberen Schneidezähne und saugen Sie die Luft langsam durch den leicht geöffneten Mund ein, dabei die Zungenränder »flattern« lassen, so dass ein schlürfendes Geräusch entsteht.

- Entspannen Sie die Zunge im Mund ausatmend, und lassen Sie die Luft langsam durch die Nase ausströmen, bis die Lungen entleert sind.
- Optional können auch hier Kopf und Arme mit der Einatmung gehoben und mit der Ausatmung gesenkt werden, um die Wirkung zu unterstützen.
- Lassen Sie nach einigen Runden *shītkārī* den Atem wieder durch beide Nasenlöcher ein- und ausströmen, und bleiben Sie noch für einige Momente bei der vollen Atmung.
- Lassen Sie abschließend den Atem wieder zu seinem intuitiven Fluss zurückkehren, und spüren Sie nach, welche Wirkungen sich aus der Praxis ergeben.

Kühlende Atmung 2

»DIE BIENENARTIGE« (BHRĀMARĪ PRĀNĀYĀMA)

Bhrāmarī bedeutet die »bienenartige« Atmung, weil das entstehende Geräusch bei der Ausatmung dem Summen einer Hummel ähnelt. Die Ausatmung wird durch diesen Summton stark verlängert und wirkt dadurch beruhigend. Bei der Einatmung zieht man hingegen die Stimmritze zusammen, so dass es einer schnarchenden Einatmung ähnelt. Wenn man jedoch eher einen beruhigenden Effekt erreichen möchte, bleibt man erst einmal bei der Einatmung durch die Nase. Die Vibration des Klangs bei der Ausatmung hat auch eine starke Wirkung auf den Geist, ähnlich dem eines Mantras. So ermöglicht *bhrāmarī prāṇāyāma* auch eine Überleitung zur Meditation, vor allem auf die inneren Klänge, die in den Texten *nāda* genannt werden.

Vorgehensweise

- Beginnen Sie mit der allgemeinen Vorgehensweise, siehe Seite 87.
- Atmen Sie entspannt und vollständig durch die Nase ein.
- Lassen Sie die Ausatmung mit einem gleichmäßigen, angenehmen Summton ausströmen, bis die Lungen entleert sind.
- Atmen Sie eventuell mit einem hörbaren, summenden Klang ein, sofern sich dies gut anfühlt. Anderenfalls verzichten Sie zunächst darauf.
- Wiederholen Sie diese Praxis, bis sich die Konzentration immer weiter nach innen wendet und der Atem in der Leere mühelos pausiert (*bahir kumbhaka*).
- Geben Sie den Summton auf, und lassen Sie den Atem wieder zu seinem intuitiven Fluss zurückkehren.
- Spüren Sie nach, welche Wirkungen sich aus der Praxis ergeben.

Die Bienenartige

»SCHÄDELLEUCHTEN« (KAPĀLABHĀTĪ)

Als *kapālabhātī* wird eine Atemübung bezeichnet, die in den *Hathayoga*-Texten zu den Reinigungstechniken (*shatkriyās*) gezählt wird. *Kapāla* bedeutet wörtlich »Schale« oder »Schädel«, *bhātī* so viel wie »Licht« oder »leuchten«.

Bei der Praxis von *kapālabhātī* schnellt die Bauchdecke mit jeder Ausatmung nach innen zurück, und das Zwerchfell bewegt sich in Richtung der Brusthöhle, so dass der Eindruck entsteht, der Praktizierende stoße oder schnaube die Luft aus. Es hilft, sich dabei vorzustellen, dass man Staub aus der Nase ausschnauben will. Die Betonung liegt auf einer aktiven Ausatmung, wohingegen die Einatmung eher passiv erfolgt. Die Atemamplitude ist klein, und es wird keine vollständige Atmung angestrebt. Wichtig bei der Ausführung ist, dass das Ausstoßen des Atems gleichmäßig und sanft erfolgt und eine ehrgeizige und gewaltsame Anstrengung vermieden wird, die nicht nur nebenwirkungsreich sein kann, sondern auch von der eigentlichen Erfahrung wegführt, die durch ein angemessenes *kapālabhātī* ermöglicht wird.

Nach längerem bzw. wiederholtem Üben erfahren viele Praktizierende, dass der Kopf leicht und angenehm leer geworden ist und sich eine innere Ruhe einstellt. Daher dient *kapālabhātī* auch als eine gute Vorbereitung auf andere meditative Techniken.

Der genaue Wirkmechanismus ist unbekannt, aber das verstärkte Abatmen von Kohlendioxid dürfte eine wichtige Rolle spielen, wodurch sich im Anschluss an *kapālabhātī* oftmals auch eine natürliche Atempause (*bahir kumbhaka*) ergibt, in der kein Einatmungsbedürfnis verspürt wird. Diese Atempause ergibt sich physiologisch, da das Atemzentrum keinerlei Notwendigkeit für eine Einatmung registriert. In der Regel wird diese Atempause als sehr wohltuend und beruhigend wahrgenommen, vor allem, wenn man weiß, dass dies vorkommen kann.

Variationen von *kapālabhātī* bestehen in der Länge, Häufigkeit und Frequenz der Atemstöße sowie auch darin, ob es zusätzlich mit einem willentlichen Atemanhalten (*kumbhaka*) nach dem Ein- oder Ausatmen verbunden wird. Ebenso können die Nasenlöcher abwechselnd verschlossen werden.

Nachfolgend wird die Basisvariante von *kapālabhātī* beschrieben. Weitere Varianten sollten erst dann geübt werden, wenn die Praxis von *kapālabhātī* sicher und erfolgreich etabliert wurde. *Kapālabhātī* eignet sich aufgrund seiner reinigenden Wirkung sehr gut als Vorbereitung für andere Prānāyāma-Übungen.

Hinweis: *Kapālabhātī* sollte nicht bei grünem Star (Glaukom) geübt werden, da es kurzzeitig zu einer Erhöhung des Augeninnendrucks kommen kann.

Vorgehensweise

Wenn der Atem durch vorangegangene Übung gleichmäßig, vollständig und fein geworden ist, ist dies ein guter Zeitpunkt, um mit der Praxis von *kapālabhātī* zu beginnen:

- Beginnen Sie mit der allgemeinen Vorgehensweise, siehe Seite 87.
- Atmen Sie vollständig aus, und atmen Sie dann zur Hälfte wieder ein.
- Stoßen Sie den Atem mithilfe von Bauchdecke und Zwerchfell aus, als wollten Sie Staub aus der Nase ausschnauben. Legen Sie dabei eine Hand auf die Bauchdecke, um zu spüren, ob die Bauchdecke mit der Ausatmung wirklich nach innen und mit der Ausatmung wieder etwas nach außen geht.
- Üben Sie zunächst mit zehn Atemstößen, und lassen Sie im Anschluss den Atem frei strömen.
- Beobachten Sie die Wirkung. Es ist nicht ungewöhnlich, dass sich nach einer Runde *kapālabhātī* ein Gähn- oder Aufatmungsbedürfnis einstellt. Lassen Sie diese Äußerung der inneren Selbstregulation unbedingt zu.
- Machen Sie einen erneuten Durchgang von zehn Atemstößen, sobald sich der Atem wieder angenehm entspannt anfühlt.
- Üben Sie anfangs insgesamt drei Wiederholungen mit jeweils zehn Atemstößen.
- Steigern Sie die Anzahl der Atemstöße behutsam und nur allmählich, indem Sie immer mit der Innenwahrnehmung aller Empfindungen im Körper gut im Kontakt bleiben.

- Nach Beendigung von *kapālabhātī* lassen Sie den Atem frei fließen, und beobachten Sie die Wirkungen auf Körper, Atem und Geist.

Schädelleuchten

FLOWCHART PRĀNĀYĀMA

Dieses Flowchart vermittelt einen Überblick über die einzelnen Schritte einer angemessenen und nachvollziehbaren Prānāyāma-Praxis. Nehmen Sie sich für jeden einzelnen Übungsschritt so viel Zeit wie erforderlich:

- Sammeln Sie Ihre Aufmerksamkeit in einem Punkt: »Ich bin hier.«
- Nehmen Sie Ihre Umgebung, die Empfindungen im Körper, Gefühle und Gedanken wahr: »Ich nehme alles wahr, aber nichts davon hat die Kraft, mich aus der Ruhe zu bringen.«
- Lenken Sie nun die Aufmerksamkeit auf die Atmung.
- Lassen Sie den Atem geschehen, und beobachten Sie den Atemfluss einige Zeit, ohne den Atem zu verändern (*prakrta prānāyāma*).
- Lassen Sie den Atem nun Schritt für Schritt tiefer werden (*vaikrta prānāyāma*).

- Erfahren Sie eine vollständige und ruhevolle Atmung (*dīrgha & sūkshma*).
- Nehmen Sie die Umkehrpunkte am Ende der Ein- und der Ausatmung wahr: Wie verwandelt sich die Ein- in die Ausatmung? Wie verwandelt sich die Aus- wieder in die Einatmung?
- Lassen Sie die Ausatmung ganz in Ruhe bis zum Ende ausströmen.
- Lassen Sie die Ausatmung noch etwas langsamer, gleichmäßiger und gelöster ausströmen, wobei die Bauchdecke bei der Ausatmung aktiv mitwirkt (*rechaka*).
- Richten Sie Ihre Aufmerksamkeit auf das Ende der Ausatmung: Stellt sich ganz von selbst eine Pause nach der Ausatmung (*bahir kumbhaka*) ein?
- Achten Sie besonders darauf, dass die Einatmung weiterhin sehr gelöst einströmen kann.
- Führen Sie dieses Atemmuster einige Atemzyklen ohne Anstrengung fort.
- Überlassen Sie am Ende der letzten Ausatmung den Atem ganz sich selbst und erfahren den gelösten Atem (*kevala prānāyāma*).
- Beobachten Sie, welche Wirkungen und Veränderungen sich ergeben: »Was hat sich verändert?« und »Wer nimmt die Veränderungen wahr?«

DER ATEM IM ALLTAG

Wichtig ist, dass nicht nur gezielte Prānāyāma-Übungen auf der Matte durchgeführt werden, sondern auch zunehmend ein Atembewusstsein im Alltag entsteht, so dass wir in unseren Aktivitäten mit dem Atem verbunden bleiben. Sehr hilfreich ist es zum Beispiel, den Tag schon mit einer einfachen morgendlichen und abendlichen Praxis im Bett einzurahmen.

Morgenpraxis

Abendpraxis

Was Prānāyāma kann: Atmung als Weg der Selbstregulation

ERSTAUNLICHE ATEMPHYSIOLOGIE

Unser Atemvorgang dient der Aufnahme von Sauerstoff und der Abgabe von Kohlendioxid und ist somit eine zentrale Voraussetzung für die Energiegewinnung in den Körperzellen, die mit Sauerstoff versorgt werden müssen, sich aber weit weg von der Körperoberfläche befinden. Die Gliederung in eine äußere und innere Atmung macht verständlich, wie Sauerstoff zu den Zellen hin- und Kohlendioxid wieder von den Zellen wegtransportiert werden. Die sogenannte äußere Atmung umfasst die Ventilation der Lunge, also Ein- und Ausatmung, sowie den Gasaustausch in den Alveolen, den Lungenbläschen. Bei der Einatmung kontrahiert sich das Zwerchfell und senkt sich nach unten ab, während sich die äußeren Zwischenrippenmuskeln zusammenziehen und den Brustkorb (Thorax) anheben. Dadurch vergrößert sich das Volumen des Thorax, der Druck in der Lunge sinkt unter den atmosphärischen Druck, und Luft strömt über die Atemwege bis in die Lungenbläschen. Die Ausatmung erfolgt in Ruhe passiv durch die Erschlaffung der Atemmuskulatur und die elastische Rückstellkraft von Lunge und Brustkorb, wodurch sich das Thoraxvolumen verkleinert, der intrapulmonale Druck ansteigt und die Luft wieder nach außen gepresst wird. Die Lungen selbst sind während dieses gesamten Vorgangs passiv und werden lediglich durch die Thoraxvergrößerung und -verkleinerung mitbewegt. Der Berliner Lungenfacharzt Dr. Jens Vogt vergleicht die Tätigkeit des Atmungssystems mit einem durch Gegengewichte gut austarierten Fahrstuhl. Sind Last und Gegengewicht annähernd gleichgewichtig, dann wird für die Fahrstuhlbewegung nur sehr wenig Kraft benötigt. Wird der Fahrstuhl jedoch schwer beladen, muss mehr Energie aufgewandt werden. In ähnlicher Weise verhält es sich mit der Atemarbeit: Sind die Atemwege durchlässig und die Atemmuskulatur kräftig und beweglich genug, gibt es kaum Atmungswiderstand, und die Atmung verläuft leichtgängig und flüssig. Dies ändert sich bei bestimmten Erkrankungen des Atmungsapparates, z.B. Asthma, COPD, und die Atemarbeit steigt erheblich an.

In den Lungenbläschen (Alveolen) findet der eigentliche Gasaustausch statt. Sauerstoff diffundiert aufgrund eines Partialdruckgefälles aus der Alveolarluft durch die dünne alveolokapilläre Membran in das Blut der Lungenkapillaren, während Kohlendioxid aus dem Blut in die Alveolen übertritt. Der Sauerstoff wird im Blut überwiegend an Hämoglobin in den roten Blutkörperchen gebunden und zu den Körperzellen transportiert. Dort wird er im Rahmen der Zellatmung in den Mitochondrien zur Energiegewinnung genutzt. Dabei entsteht Kohlendioxid, das über das Blut zurück zur Lunge transportiert und schließlich ausgeatmet wird. Die Regulation des Atemvorgangs erfolgt automatisch durch das Atemzentrum im Hirnstamm, das vor allem auf Veränderungen des Kohlendioxidgehalts und des pH-Wertes im Blut reagiert und so Atemfrequenz und Atemtiefe anpasst. Die Atmung wird also von einem bemerkenswert komplexen und umfangreichen

Netzwerk im Gehirn gesteuert, das als Atemschrittmacher fungiert und die autonomen Atemmuster entsprechend den physiologischen homöostatischen Bedürfnissen reguliert, während es gleichzeitig eine willkürliche Übernahme der Atmung als Reaktion auf bestimmte Verhaltensbedürfnisse ermöglicht. Hier setzt die Atemschulung an, indem der Atem willentlich gelenkt und vertieft wird.

Weitere Funktionen der äußeren Atmung sind die Aufnahme von Geruchsreizen durch die Nase, die Aufrechterhaltung des Säuren-Basen-Haushalts, die Thermoregulation des Körpers, die Kommunikation durch Singen, Sprechen, Schreien, Lachen etc. und eine Hilfsfunktionen beim Pressen (Stuhlgang) und dem Heben von Lasten. Mit der Atmung sind also viele lebenswichtige Funktionen verbunden.

Wir leben auf diesem Planeten mit einer im Verhältnis zur Größe der Erde hauchdünnen Atmosphäre, in der wir atmen. Ein sehr fein austariertes Zusammenspiel aus atmosphärischem Luftdruck, Wasserdampfsättigung und anderen Faktoren erlaubt es uns überhaupt, Gas auszutauschen und unsere Zellen mit dem lebensnotwendigen Sauerstoff zu versorgen. In jeder Minute pumpt unser Herz das gesamte Blut einmal durch unsere Lungen, die überschüssiges Kohlendioxid entfernen und neuen Sauerstoff aus der Umgebungsluft aufnehmen.

Wir werden uns der Leichtigkeit dieses äußerst fein orchestrierten Mechanismus so lange nicht bewusst, bis wir entweder krank werden oder uns in einer anderen Umgebung befinden, in der die Atemregulation nicht mehr ganz so optimal funktioniert.

»DER TOD IN DEN ANDEN«

Wie delikat die Balance dieses Atemgefüges ist, habe ich selbst einmal auf einer Reise durch Peru zu spüren bekommen. Meine Frau und ich waren in den Anden mit dem lokalen Bus von Ayacucho nach Cusco unterwegs. Stundenlang saßen wir ziemlich eingezwängt in den viel zu kleinen Sitzen. Über uns in der Ablage gackerten die Hühner, Kinder schliefen auf den Schößen ihrer Mütter, und die anderen Mitreisenden unterhielten sich leise auf Quechua. Unser Fahrer und der eines anderen Busses schienen Freude daran zu haben, sich in den kurvigsten Straßen der Anden ein halsbrecherisches Wettrennen zu liefern. Es war eine Höllenfahrt. Auf der Strecke galt es, den Pass Abra Saracchocha zu überqueren, der auf 4210 Metern über dem Meeresspiegel liegt. Die Geschwindigkeit des Anstiegs war gewaltig. Wir hatten schon die volle Passhöhe erreicht, als es plötzlich einen lauten Knall gab und der Bus in einer Kurve ins Schlingern geriet. Ein Reifen an der Hinterachse war geplatzt. Zum Glück kam der Bus noch rechtzeitig zum Stehen. Der abrupte Stillstand des Busses schien kein Grund zur Aufregung zu sein, denn die meisten Mitreisenden schliefen weiter oder blieben unbeteiligt sitzen. Meine Neugierde zog mich jedoch hinaus ins Freie, einerseits um die Lage zu erkunden, andererseits um die »atemberaubende« Landschaft zu betrachten. Auf dieser Höhe fühlte ich mich dem Himmel näher und allem Irdischen irgendwie entrückt. Weitblicke in die von Nebelschleiern weichgezeichneten und in Sonne getränkten Andentäler ließen mich die Zeit vollkommen vergessen. Doch plötzlich wurde es mir innerlich unangenehm kalt, mein Herz begann schneller und schneller zu pochen, und meine Atmung beschleunigte sich. Ich spürte eine große innere Unruhe und geriet in Angst. Besorgt kehrte ich in den Bus zurück. Der Buchtitel *Tod in den Anden* des peruanischen Schriftstellers Mario Vargas Llosa kam mir in den Sinn. Ich hatte das Gefühl, mein letztes Stündlein hätte geschlagen. Für die mitreisenden Peruaner schien es nicht ungewöhnlich zu sein, und mit einer Mischung aus Belustigung und Bedauern reichten sie mir eine Eukalyptuscreme, die ich mir unter die Nase schmieren sollte, mit der Anweisung einfach ruhig weiterzuatmen.

Was war geschehen? Wie konnte ich so außer Atem geraten sein, der ich doch regelmäßig und langjährig Atemübungen absolvierte? Warum schwächelte ich plötzlich so?

Atemnot in großen Höhen entsteht vor allem durch den abnehmenden Luftdruck. In Höhen von 5000 Metern ist der Luftdruck nur noch etwa halb so hoch wie auf Meereshöhe, was zu einer starken Verringerung der Sauerstoffverfügbarkeit führt. Zwar bleibt der prozentuale Anteil des Sauerstoffs in der Luft (21%) immer gleich, aber die Dichte der Luft wird geringer (»dünne Luft«), wodurch in einem Liter Luft weniger Sauerstoffmoleküle als im Flachland enthalten sind. Aufgrund des geringeren Drucks kann deshalb weniger Sauerstoff aus der Lunge in das Blut übergehen, und die Sauerstoffsättigung im Blut sinkt allmählich ab (Hypoxämie), wodurch dann wiederum die Organe schlechter versorgt werden. Um den Sauerstoffmangel auszugleichen, reagiert der Organismus darauf mit einer erhöhten Atem- und Herzfrequenz. Ab 2500 Metern Höhe können unsere körpereigenen Anpassungsmechanismen überlastet werden, vor allem, wenn der Aufstieg in die Höhe zu schnell erfolgt und dem Organismus nicht ausreichend Zeit zur Anpassung gegeben wird. Die daraus resultierende Höhenkrankheit äußert sich in Symptomen wie Kopfschmerzen, Übelkeit und Atemnot. In seltenen Fällen kann es zu einem tödlichen Hirn- oder Lungenödem kommen.

Dabei hatte ich doch die Menschen in den andinen Höhenlagen doch eben noch putzmunter auf den Feldern arbeiten und große Lasten tragen sehen.

Da ein Großteil der Anden über 3000 Meter über dem Meeresspiegel liegt, wo die Luft deutlich dünner ist, haben die Bewohner (vor allem indigene Gruppen wie Quechua und Aymara) im Lauf vieler Generationen physiologische Veränderungen entwickelt, um sich an diese Umgebung besser anzupassen. Sie haben oft einen größeren und breiteren Brustkorb als Menschen, die im Flachland leben. Diese Anpassung ermöglicht eine größere Lungenkapazität und erleichtert so die Sauerstoffaufnahme bei dünner Luft. Auch das Herz ist oft etwas größer, um den erhöhten Sauerstoffbedarf besser zu decken.

Wir sind optimal an die Lebensbedingungen unseres Planeten angepasst und stehen dadurch in einer sehr engen Verbindung mit unserer natürlichen Umgebung. Wenn wir uns jedoch auf ein tieferes Spüren einlassen, dann bringt uns der Atem unmittelbar mit dem Mysterium des Lebens in Kontakt. Welch ein Wunder!

Mit dem Atem Freundschaft schließen

DAS KÖRPERWUNDER

»Entweder lebt man so, als gäbe es keine Wunder, oder so, als gäbe es nur Wunder. Ich glaube an Letzteres.«

Albert Einstein

Unser Körper ist ein Ort der Superlative: Wohin man auch schaut, überall werden Höchstleistungen erbracht und Rekorde aufgestellt. So ist das menschliche Gehirn zum Beispiel das komplexeste physische Objekt im Universum, das wir kennen. Es hat ein Volumen von 1,1 bis 1,3 Litern und besteht aus ca. 86 Milliarden Neuronen. Jede dieser Nervenzellen verfügt wiederum über durchschnittlich 5500 Verbindungen zu anderen Nervenzellen, wodurch im Gehirn ein riesiges Netzwerk von geschätzten 473 Billionen (!) Verbindungen entsteht. Ein Kubikmillimeter Gehirn enthält so viele Verbindungen, wie unsere Milchstraße Sterne hat.[32] Und kein Gehirn gleicht einem anderen. Leider nutzen wir nicht immer das volle Potenzial unseres Gehirns, um heilsame Entscheidungen zu treffen.

Der Organismus arbeitet auf wirklich Wunder-volle Weise und bemüht sich in allen Aktivitäten stets, sämtliche Funktionen in Balance zu halten. Diesen fortwährenden Prozess des dynamischen Gleichgewichts aller physiologischen Körperfunktionen nennt man Homöostase bzw. Homöodynamik. Viele Vorgänge und Strukturen geben der Wissenschaft allerdings noch Rätsel auf. Bei allen Kenntnissen und den großen Fortschritten der medizinischen Forschung in den letzten Jahrzehnten scheint mir, dass wir das eigentliche Staunen und die Bewunderung für die in uns wirkende Intelligenz verloren haben oder zumindest doch als sehr selbstverständlich erachten. Dass wir einen Teil dieser Vorgänge und ihres Zusammenwirkens verstehen, macht es ja nicht weniger wunderbar – ganz im Gegenteil: Je tiefer man in das Verständnis dieser lebendigen Strukturen eintaucht, desto mehr Staunen, Bewunderung und Ehrfurcht stellen sich ein. So ergeht es jedenfalls mir immer wieder auf Neue.

Die Körperintelligenz wahrnehmen

WIE DER ATEM AUF UNS WIRKT

Werfen wir einen Blick in die alten Yogatexte[33], vermitteln sie uns einen guten Eindruck davon, wie fast sämtliche Körperfunktionen durch die Atempraxis beeinflusst werden: So soll durch eine kontinuierliche Atempraxis der Körper geschmeidig werden. Verdauung und der Stoffwechsel werden effizient und sorgen dafür, dass die Nährstoffe optimal aufgenommen werden können. Durch die gute Nährstoffverwertung fallen wiederum weniger Ausscheidungsprodukte wie Urin und Stuhlgang an. Ebenfalls entsteht weniger Schweiß, der dann auch keinen unangenehmen Geruch mehr hat. Man fühlt sich insgesamt sehr vital, der Teint der Haut wird verbessert, und das Schlafbedürfnis sinkt.

Abgesehen von diesen organischen Veränderungen wird

eine größere Konzentrationsfähigkeit beschrieben, emotionale Schwankungen nehmen ab, und der Geist wird insgesamt ruhiger und ausgeglichener. Viele Prāṇāyāma-Praktizierende berichten tatsächlich von solchen Veränderungen, die sie durch ihre eigene langfristige Praxis erfahren.

Lassen sich die psycho-physiologischen Effekte dieser traditionell beschriebenen Wirkungen auch durch moderne Forschung erklären?

Was wissen wir aus wissenschaftlicher Perspektive über die Wirkungen von Prāṇāyāma auf Körper, Atmung, Herz-Kreislauf-System, Emotionen, Geist und Psyche? Was sagt die Yoga-Forschung dazu? Nähern wir uns schrittweise einem Verständnis an, indem wir zunächst auf die Ursprünge der Yoga-Forschung schauen.

PIONIERE DER ATEMFORSCHUNG

Einer der Ersten der Yoga-Forschung war der indische Yoga-Gelehrte Swami Kuvalayananda (1883-1966). Als Sohn einfacher Eltern in Baroda geboren, erkannte er bald durch den Einfluss seiner Lehrer, welches gesundheitsförderliche, therapeutische und transformierende Potenzial dem Yoga innewohnt. In den 1920er Jahren gründete er das *Kaivalyadhama Institute*[34] in Lonavla im Bundesstaat Maharashtra, gute zwei Autostunden von der Megametropole Mumbai entfernt. Über 40 Jahre widmete er sich der systematischen wissenschaftlichen Erforschung des Yoga, immer vor dem Hintergrund traditioneller Texte, Lehren und Praktiken. Er hatte die feste Überzeugung, dass die medizinische und experimentelle Erforschung dem Yoga zu einer größeren Glaubwürdigkeit verhelfen würde, die er dazu angetan sah, eine spirituelle und materielle Wiederbelebung der Menschheit zu bewirken, weshalb er sich die weltweite Verbreitung dieses Bewusstseins zur Lebensaufgabe machte. 1927 erhielt er von der indischen Regierung in Mumbai den Auftrag, Methoden zu entwickeln, yogische Praktiken in Schulklassen und Universitäten zu unterrichten, da er die präventive und kurative Relevanz der Yogaübungen für diese Zielgruppen verstanden hatte. Seit dieser Zeit veröffentlicht das *Kaivalyadhama Institute* die älteste und renommierteste vierteljährlich erscheinende wissenschaftliche Zeitschrift zum Thema Yoga, *Yoga Mimamsa*[35], die von Forschern weltweit geschätzt wird.

Mein langjähriger Lehrer Dr. Shrikrishna Bushan Tengshe wuchs in dieser Atmosphäre des *Kaivalyadhama Institute* in Lonavla auf. Er studierte zunächst Humanmedizin und promovierte am renommierten *All India Institute of Medical Sciences (AIIMS)* mit einer Arbeit zu den neurophysiologischen Effekten von Prāṇāyāma. Einige seiner Forschungsergebnisse verarbeitete er in dem Buch *Essence of Prāṇāyāma.*[36] Als Nachfolger seines Vaters übernahm er die Leitung des *Kaivalyadhama Institutes* in Mumbai. Nach einigen Jahrzehnten seiner dortigen Tätigkeit widmete er sich der Weiterbildung von Yogalehrenden weltweit, insbesondere in Prāṇāyāma, Meditation und spiritueller Entwicklung als lebendiger Tradition. Vor allem in Deutschland hat er die Rezeption und das Verständnis von Prāṇāyāma als Brücke zwischen Körper, Geist und höherem Bewusstsein bei Hunderten von Teilnehmer:innen nachhaltig geprägt. In seinem Unterricht wird er nicht müde, immer wieder die Rolle der Atmung als »Freund« für die spirituelle Entwicklung hervorzuheben.

Die globale wissenschaftliche Community hat erst vor relativ kurzer Zeit damit begonnen, die Auswirkungen dieser Praktiken auf die menschliche Gesundheit und das Wohlbefinden systematisch zu untersuchen. Seit gut drei Jahrzehnten gibt es ein reges Forschungsinteresse im Themenfeld Yoga, Prānāyāma, Meditation, Mind-Body-Medizin und Spiritualität.

So listet *PubMed*, eine frei zugängliche Online-Datenbank, die Veröffentlichungen aus den Bereichen der Biowissenschaften und Biomedizin kostenlos zur Verfügung stellt und von der *United States National Library of Medicine (NLM)* des *National Institutes of Health* betrieben wird, 10 088 Einträge zum Suchwort *Yoga*, 602 Einträge zu *Prānāyāma*, 11 758 Einträge zu *Meditation*, 57 751 Einträge zu *Mind-body-Medizin* und 32 455 Einträge zu *Spiritualität*[37] *auf*.

In allen Bereichen ist die Forschungsaktivität seit den 1990er Jahren exponentiell angestiegen, so dass es nun jährlich Hunderte bis Tausende neuer Veröffentlichungen gibt.

Welche wissenschaftlichen Belege liegen uns vor, um über das Phänomen Prānāyāma belastbare Aussagen treffen zu können? Wie lassen sich die physiologischen und psychologischen Wirkungen und die Auswirkungen auf die allgemeine Lebensqualität beschreiben? Schauen wir uns dazu einige Studien an.

WEG DER SELBSTREGULATION

»Die Weisen heilen das, was noch nicht krank ist.«

Huangdi Neijing[38]

Yoga als multidimensionale Komplextherapie kombiniert diverse Entspannungsübungen, Körperübungen (Dehnung, Kräftigung, Koordination), Atempraxis, Konzentrationsübungen und Meditation.

Die genauen Mechanismen, durch die Yoga das Geist-Körper-System positiv beeinflusst, sind noch nicht vollständig und abschließend bekannt. In den letzten Jahren haben umfangreiche Forschungen zum Thema Yoga & Meditation gezeigt, welch überragende Wirkungen diese Verhaltenstechniken für die Gesundheit hervorbringen, doch werden diese erstaunlichen Effekte außerhalb der Forschungscommunity oftmals nur unzureichend wahrgenommen. Folgende Wirkungen sind bisher wissenschaftlich nachgewiesen:

- Effektive Stressreduktion durch *relaxation response*
- Senkung des Cortisolspiegels
- Senkung des Blutdrucks und der Ruheherzfrequenz
- Verbesserung der Herzratenvariabilität
- Regulierung des autonomen Nervensystems
- Beruhigung des Sympathikus
- Entspannung des muskuloskeletalen Systems
- Steigerung von Fitness
- Verbesserte Regulation des Hypothalamus-Hypophysen-Nebennieren-Systems
- Wirkungen auf die Signalwege der Neurotransmitter

- Verbesserung der Leistung des Immunsystems
- Hemmung von Entzündungsreaktionen
- Erhöhung der Schmerztoleranz
- Verbesserung der zerebralen Durchblutung & Erhalt der Hirnarchitektur
- Verbesserung der Kognition und fluiden Intelligenz
- Emotionsregulation
- Steigerung der psychischen Stabilität und Gesundheit
- Einfluss auf eine veränderte Gen-Expression

Die durch Yogapraxis angeregte Selbstregulation interner Zustände erweist sich somit als Füllhorn segensreicher Wirkungen, die dazu ermuntern, das volle Potenzial dieser Selbstregulation anzuwenden und weiterhin zu erforschen.

Welche Bedeutung haben die einzelnen Übungsanteile für die Gesamtwirkung, und welche Rolle spielt der Atem dabei?

DER ATEM – SO INDIVIDUELL WIE DER EIGENE FINGERABDRUCK

Dass jeder Mensch auf seine individuelle Weise atmet, liegt auf der Hand. Aber ist das individuelle Atemmuster so einzigartig wie unser Fingerabdruck? Dies war eine vollkommen neuartige Hypothese, die durch Experimente eines israelischen Forscherteams belegt werden konnte.[39]

In der Regel wird beim Pulmologen die Atmung nur über einen kurzen Zeitraum stationär gemessen, um die Lungenfunktion zu beurteilen und Aufschluss über Anatomie und Integrität der Lunge und der Atemwege zu erhalten. Die Forschergruppe am *Weizmann Institute of Science* entwickelte einen kleinen, tragbaren Atemlogger, der direkt an den Nasenlöchern die Atmung von 100 gesunden Teilnehmern 24 Stunden lang kontinuierlich und präzise messen und dabei die Aktivität jedes Nasenlochs einzeln erfassen konnte. Die Studienprobanden trugen das Messgerät also am Frühstückstisch, bei der Arbeit, im Fitnessstudio, im Kino, auf der Toilette, beim Sex und während der Nachtruhe.

Folgende Erkenntnisse konnten durch die Messungen deutlich abgeleitet werden:

- Menschen haben individuell einzigartige nasale Atemmuster.
- Die individuellen »Atemfingerabdrücke« bleiben über längere Zeiträume stabil und lassen anhand dessen die Identifizierung eines Individuums verlässlich zu.
- Die nasalen »Atemfingerabdrücke« spiegeln die Gehirnaktivitäten wider, die die Atmung steuern.
- Die nasalen »Atemfingerabdrücke« sagen physiologische Marker wie z. B. den BMI (Body-Mass-Index) voraus.
- Die nasalen »Atemfingerabdrücke« sagen die Stimmung und die kognitiven Fähigkeiten voraus.

So konnten die Forscher anhand der nasalen Luftstrommuster die einzelnen Studienprobanden aus einer Gruppe von 97 Teilnehmern mit einer bemerkenswerten Genauigkeit von 96,8% identifizieren, wobei die Atemmuster über den Zeitraum der fast zweijährigen Testphase stabil blieben.

Die hohe Empfindlichkeit dieser »Atemfingerabdrücke« liefert wichtige Hinweise sowohl auf physiologische Zustände wie

Erregungsniveau und Body-Mass-Index als auch auf kognitive Merkmale wie Angst- und Depressionsniveau und Verhaltenstendenzen. Die Forscher schlussfolgerten, dass langfristige Muster des Nasenluftstroms die Gehirnaktivitäten widerspiegeln, die der Atmung zugrunde liegen. Damit ist der Atem wirklich so individuell einzigartig und unverwechselbar wie der Fingerabdruck, die Stimme oder die Iris des Auges und hat wichtige Auswirkungen auf Gesundheit, Emotionen und Kognition.

Wenn das Atemmuster die Hirnaktivität widerspiegelt, dann liegt natürlich auch der Umkehrschluss nahe, dass man durch die Beeinflussung des Atemstroms die eigene Hirnaktivität verändern kann. Diese Technik wird seit Jahrhunderten angewandt und heißt – Prāṇāyāma.

NEUROMODULATION

Eine jüngst veröffentlichte Überblicksarbeit[40] aus dem Jahr 2026 befasst sich mit Prāṇāyāma als vielversprechender, natürlicher Methode der Neuromodulation. Es wurden Erkenntnisse aus klinischen, neuroimaging-basierten und psycho-physiologischen Studien zusammengefasst, um zu veranschaulichen, wie verschiedene Prāṇāyāma-Techniken – darunter langsames Atmen, schnelles Atmen und einseitiges Nasenatmen – autonome Funktionen, Gehirnwellenmuster und neuroendokrine Reaktionen beeinflussen.

Die Autoren beschreiben, wie diese Techniken die Funktion des autonomen Nervensystems modulieren, die kognitive Leistungsfähigkeit steigern und die Dynamik des Gehirns beeinflussen. Sie weisen darauf hin, dass die Art der Mechanismen, wie Prānāyāma z. B. den Vagusnerv stimuliert, die autonome Regulation und hemisphärische Verschiebungen der Hirndominanz verändert, dabei modernen Neuromodulationsansätzen durch technische Verfahren ähneln. Prānāyāma biete jedoch eine leicht zugängliche, selbstgesteuerte Alternative, um Stress zu bewältigen, die kognitiven Fähigkeiten zu verbessern und die Emotionsregulation zu fördern, weshalb sie die alte Kunst der Atemregulierung als eine überzeugende Brücke zwischen traditioneller yogischer Weisheit und moderner Neurowissenschaft betrachten.

Auch wenn sie noch erhebliche Wissenslücken feststellen, darunter einen Bedarf an aussagekräftigen, randomisierten kontrollierten Studien, um die Dauerhaftigkeit der Effekte, optimale Protokolle und Wirkmechanismen besser zu verstehen, bewerten sie Prānāyāma als einen praktischen, risikoarmen, zu Hause durchführbaren neuromodulatorischen Ansatz für die präventive und begleitende psychische Gesundheitsversorgung.

KÖRPERLICH-PHYSIOLOGISCHE WIRKUNGEN

Herzfrequenz

Als Herzfrequenz bezeichnet man die Anzahl der Herzschläge pro Minute. Sie ist abhängig von der Belastung, vom Alter und von der körperlichen Fitness eines Menschen. So hat ein Neugeborenes eine Herzfrequenz von ca. 120 Schlägen, wohingegen eine 70-jährige Person eine Frequenz von ungefähr 70 Schlägen aufweist. Bei einem gesunden Menschen liegt die Herzfrequenz zwischen 50 und 100 Schlägen pro Minute und wird ständig durch das autonome Nervensystem reguliert, wobei der Sympathikus den Herzschlag stimuliert und der Parasympathikus ihn dämpft.

Auch wenn ein Wechsel zwischen lebhaftem und ruhigem Herzschlag gesund ist, so kann man sagen, dass Entspannungsverfahren zur Herzgesundheit beitragen, indem sie den Körper erfolgreich vom *fight-or-flight*-Modus (Sympathikus) in den *rest & digest*-Modus (Parasympathikus) versetzen. Das Absinken der Herzfrequenz stellt also ein messbares Zeichen für den Abbau von Stress, körperlicher Anspannung und psychischer Belastung dar.

Randomisierte, klinische Studien zeigen nun, dass Prāṇāyāma erhebliche Auswirkungen auf die Herzfrequenz hat. So verringerte eine sechsminütige Prāṇāyāma-Praxis aus *nāḍī shodhana* und *bhastrikā* die Herzfrequenz in der Versuchsgruppe im Vergleich zur Kontrollgruppe.[41]

Eine andere Studie zeigte, dass *shītalī prāṇāyāma* die Herzfrequenz im Vergleich zur normalen Atmung signifikant senkte.[42] Langsames *bhastrika prāṇāyāma* führt ebenfalls zu einer leichten Senkung der Herzfrequenz.[43]

Solche Messergebnisse lassen sich übrigens auch zu Hause mit dem Pulsoxymeter oder einem elektrischen Blutdruckmessgerät erzielen, das gleichzeitig die Herzfrequenz misst. Probieren Sie es doch mal aus: Wie ist Ihr Puls vor und wie nach einer Prāṇāyāma-Einheit?

Ventrikelleistung

Eine klinische Studie untersuchte die Auswirkungen von Prānāyāma-Training auf die Herzfunktion bei gesunden jungen Probanden. Das dreimonatige Programm beinhaltete unter anderem *nādī shodhana*, *mukha bhastrikā* und *savitri prānāyāma*, die täglich 20 Minuten lang praktiziert wurden. Indem die parasympathische Aktivität erhöht und die sympathische Aktivität verringert wurde, konnten bemerkenswerte Effekte auf die Modulation der ventrikulären Leistung des Herzens dargestellt werden.[44]

Herzratenvariabilität

Ein gesundes Herz schlägt nicht in absolut gleichen Abständen, sondern variiert den Schlagrhythmus abhängig von verschiedenen Belastungen. Machen wir eine kleine Bewegung, muss das Herz bereits leicht seine Frequenz erhöhen und anschließend wieder absenken. Es folgt in seinem Schlagverhalten somit immer unmittelbar allen aktuellen körperlichen und auch psychischen Veränderungen. Diese Anpassungsfähigkeit wird als Herzratenvariabilität (HRV) bezeichnet, wobei die zeitliche Varianz zwischen aufeinanderfolgenden Herzschlägen gemessen wird. Idealerweise wird die HRV morgens nach dem Aufstehen durch ein Elektrokardiogramm (EKG) oder durch mobile Geräte in einer Langzeitmessung aufgezeichnet und im Anschluss interpretiert.

Die Herzratenvariabilität ist ein Schlüsselindikator für die Anpassungsfähigkeit des Herz-Kreislauf-Systems bei körperlichen und mentalen Anforderungen. Sie zeigt, wie flexibel Sympathikus und Parasympathikus das Herz steuern und lässt somit eine Aussage über den Zustand des vegetativen Nervensystems zu. Eine große HRV signalisiert eine höhere Belastbarkeit und deutet auf gute Erholung, Stressresistenz und Herzgesundheit hin, wohingegen eine eingeschränkte HRV oft auf Stress, Erschöpfung oder Überlastung hindeutet. Dies kann langfristig zu Herzkrankheiten, Depressionen und anderen Gesundheitsstörungen führen. Sport, Erholung, gute Ernährung und Meditation verbessern die HRV, währenddessen Schlafmangel, chronischer Stress und Alkoholkonsum sie senken. Auch durch den Alterungsprozess nimmt die HRV allmählich ab. Überraschenderweise sinkt sie bereits zwischen dem 20. und 40. Lebensjahr am stärksten, danach zwar sehr viel langsamer, dennoch stetig. Wir können den Rückgang also nicht vollständig verhindern, aber ein weiteres Fortschreiten beeinflussen.

Auch der Atem spielt bei der HRV eine wichtige Rolle, denn die Rhythmen von Atmung und Herz sind miteinander gekoppelt: Beim Einatmen steigt die Herzfrequenz etwas, und beim Ausatmen sinkt sie wieder etwas ab. Diese sogenannte respiratorische Sinusarrhythmie (RSA) ist in der Regel ein Zeichen für Gesundheit und keine Herzrhythmusstörung.

Verschiedene wissenschaftliche Studien haben den Einfluss von Prānāyāma auf die Herzratenvariabilität und die autonome Herzfunktion untersucht. Eine Forschergruppe verglich dabei in einer klinischen Studie die Wirkungen von fünf verschiedenen Atemtechniken. Alle fünf Praktiken erhöhten die HRV, wobei besonders das Atmen in extern vorgegebenem Tempo (6 Atemzüge pro Minute) zu einer signifikanteren Erhöhung der HRV führte als einfach nur langsames Atmen.[45] Es scheint sich also zu lohnen, langsam zu atmen, denn es macht tatsächlich einen Unterschied, ob wir 15, 10 oder nur 6 Atemzüge pro Minute tätigen: Verlangsamte Atmung wirkt sich positiv auf unsere HRV aus.

Laut anderen Studien zeigten sowohl *bhrāmarī prāṇāyāma*[46] (»Bienensummen«) als auch *shītali prāṇāyāma*[47] eine positive Wirkung auf die HRV und senkten gleichzeitig den Blutdruck, was auf eine verbesserte autonome Funktion hinweist.

Auch eine Studie aus dem Jahr 2019 zeigte, wie sich verschiedene Atemmuster positiv auf die Herzratenvariabilität auswirkten.[48] Tiefes, langsames Atmen kann die Aktivität des Vagusnervs steigern, was sich wiederum in der Herzratenvariabilität widerspiegelt. Die Studie zeigte, dass kurze vagale Atemmuster die HRV zuverlässig erhöhen und die Entscheidungsfindung verbessern, was auch im Zusammenhang mit der Entscheidungsfähigkeit im Berufsleben diskutiert wurde.

Insgesamt zeigte sich in den Studien, dass durch regelmäßiges Atemtraining über einen längeren Zeitraum die HRV im Ruhezustand durch Anpassung der Hirnstammkreisläufe, die die Vagusaktivität steuern, dauerhaft erhöht wird. Das Nervensystem wird also flexibler, was sich in einer verbesserten körpereigenen Regulation zeigt. Eine höhere HRV spiegelt ein Nervensystem wider, das leicht zwischen sympathischen und parasympathischen Zuständen wechseln kann, das Energie für eine Aufgabe mobilisieren und von einem Zustand hoher Stressmobilisierung zur Ruhe zurückkehren kann. Je höher die HRV, desto größer ist die Flexibilität zwischen den Zuständen, was mit einem insgesamt besseren Wohlbefinden einhergeht. Eine höhere HRV korreliert deshalb auch mit kardiovaskulärer Gesundheit und psychischer Resilienz.

Blutdruck

Der Blutdruck ist ein zentrales Thema in der Medizin, denn ein zu hoher Blutdruck ist der wichtigste Risikofaktor für viele tödlich verlaufende Herz-Kreislauf-Erkrankungen, die weltweit die Todesstatistik anführen.[49] Eine klinische Studie ergab, dass bereits eine fünfminütige Praxis von langsamem *bhastrika prānāyāma* sowohl den systolischen Blutdruck als auch den diastolischen Blutdruck signifikant senkt und die Herzfrequenz leicht verringert.[50]

In einer anderen Studie zeigte sich eine signifikante Senkung des systolischen Blutdrucks um 6,15% und des diastolischen Blutdrucks um 8,38% nach einer Tele-Yoga-Intervention, die lediglich 6 Minuten lang dauerte und aus *bhastrika prānāyāma* und *nādī shodhana prānāyāma* bestand.[51]

Die Yoga-Forscherin Shirley Telles und ihre Kolleg:innen untersuchten in einer klinischen Studie eigentlich die Reaktionszeit der Probanden nach der Wechselatmung (*nādī shodhana prānāyāma*) und stellten dabei ebenfalls eine signifikante Senkung des systolischen und diastolischen Blutdrucks fest.[52]

Auch *shītalī prānāyāma* stellte sich in einer randomisierten klinischen Studie bei gesunden Freiwilligen als wirksam heraus, um den systolischen und diastolischen Blutdruck und die Herzfrequenz zu senken.[53]

Veränderungen der Oberflächenkörpertemperatur

Telles et al. untersuchten die Körpertemperatur bei Praktizierenden einer Yoga-Atemtechnik (*sūrya bhedana prānāyāma*), die als wärmeerzeugend gilt. Sie analysierten drei verschiedene Übungsvarianten:

1. *Sūrya bhedana prānāyāma* mit physiologischen Verschlüssen (Kinn- und Dammverschluss) und Atempausen
2. *Sūrya bhedana prānāyāma* ohne physiologische Verschlüsse oder Atempausen und
3. eine Kontrollsitzung mit ruhigem Sitzen.

Die Studie ergab, dass die Oberflächenkörpertemperatur während und nach *Sūrya bhedana prānāyāma* mit physiologischen Verschlüssen und ohne physiologische Verschlüsse signifikant anstieg.[54]

Augenbefeuchtung

Trockene Augen sind oftmals eine Auswirkung von Stress durch eine erhöhte Aktivität des sympathischen Nervensystems. Eine Studie[55] an 20 gesunden Frauen ermittelte den Zusammenhang zwischen Bauchatmung und dem Volumen des Tränenmeniskus (Flüssigkeitsansammlung am Auge) als Marker für die Befeuchtung des Auges. Dazu wurden zwei Gruppen gebildet: Eine Gruppe praktizierte normale Atmung, die andere eine vertiefte Bauchatmung (4 Sekunden einatmen und 6 Sekunden ausatmen), jeweils 3 Minuten lang. Die Teilnehmerinnen wurden nach dem Zufallsprinzip einer der beiden Gruppen zugeordnet.

Als Ergebnis zeigte sich, dass schon durch eine 3-minütige Bauchatmung das Tränenmeniskusvolumen 15 Minuten später im Vergleich zur Kontrollgruppe signifikant anstieg, so dass die Bauchatmung als Behandlungsmethode bei trockenem Auge in Betracht gezogen werden kann. Darüber hinaus zeigte der miterfasste systolische Blutdruck unmittelbar nach der Bauchatmung einen signifikanten Rückgang. In der Gruppe mit normaler Atmung wurde kein signifikanter Unterschied bei den Testparametern festgestellt. Die Bauchatmung erwies sich als eine Möglichkeit, das Nervensystem vom sympathischen in den parasympathischen Modus »umzuschalten«.

ATMUNGSSPEZIFISCHE EFFEKTE

Periphere, kapillare Sauerstoffsättigung

Prāṇāyāma hat nachweislich positive Auswirkungen auf die Sauerstoffsättigung (SpO_2). Eine Forschergruppe berichtete über signifikante Veränderungen physiologischer Variablen, darunter SpO_2, bei einer integrierten Tele-Yoga-Intervention, die 6 Minuten lang *bhastrika* und *nādī shodhana prāṇāyāma* umfasste.[56]

Atemfrequenz

Die Atemfrequenz, also die Atemzüge pro Minute, verändert sich im Lauf eines Lebens. Beträgt die Atemfrequenz bei Kleinkindern im ersten Lebensjahr noch 30 bis 40 Atemzüge, sinkt sie bei Heranwachsenden dann mit ausreifenden und größer werdenden Lungen auf 15 bis 20 Atemzüge pro Minute im Ruhezustand. Zum Vergleich: Hunde atmen 10 bis 30 Mal pro Minute, Katzen 20 bis 40, Kaninchen 30 bis 100 und Meerschweinchen sogar 45 bis 150 Mal. Manche Walarten können hingegen bis zu 90 Minuten mit einem einzigen Atemzug tauchen.

Prāṇāyāma hat einen signifikanten Einfluss auf die Atemfrequenz. Eine Studie zeigt, dass eine integrierte Yoga-Intervention (einschließlich *bhastrika* und *nāḍī shodhana prāṇāyāma* für 6 Minuten) in der Versuchsgruppe signifikante Veränderungen der physiologischen und psychologischen Variablen einschließlich der Atemfrequenz im Vergleich zur Kontrollgruppe hervorruft.[57]

Einer Veröffentlichung im *Medical Journal of Australia*[58] zufolge werden in Krankenhäusern bestimmte Vitalparameter häufig nur unzureichend dokumentiert, die Atemfrequenz wird oftmals gar nicht erfasst. Laut den Autoren gibt es jedoch eindeutige Belege dafür, dass eine abnormale Atemfrequenz ein guter Indikator für potenziell schwerwiegende klinische Ereignisse ist.

Diese Erkenntnis bestätigte sich in einer prospektiven Kohortenstudie[59], in die zwischen Mai 2000 und März 2005 insgesamt 941 Patienten mit akutem Herzinfarkt aufgenommen wurden. Es stellte sich heraus, dass die Atemfrequenz eine zuverlässige Aussage über das Sterblichkeitsrisiko der Patienten zulässt; sie lieferte prognostische Informationen, die unabhängig von und ergänzend zu bestehenden Risikobewertungen sind.

Studien legen also nahe, dass sich durch Atemachtsamkeit eine langsamere Ruheatmungsfrequenz erreichen lässt.[60] Diese langsamere Ruheatmungsfrequenz war unabhängig von Alter, Geschlecht, Größe, Gewicht, BMI und anderen physiologischen Merkmalen. Ob langfristiges Achtsamkeitstraining zu stabilen, allgemeinen Veränderungen der Atmung führt, muss noch genauer untersucht werden.

Bildung von Stickstoffmonoxid in den Nasennebenhöhlen

Bereits 1995 wurde entdeckt, dass das Epithel gesunder Nasennebenhöhlen kontinuierlich große Mengen an Stickstoffmonoxid (NO) produziert, einem gasförmigen Botenstoff, der eine stark gefäßerweiternde und antimikrobielle Wirkung hat.[61] Die NO-Konzentration in einer gesunden Nasennebenhöhle übersteigt die für antibakterielle Wirkungen in vitro erforderlichen Werte und hemmt das Wachstum von Krankheitserregern und stimuliert dort die Aktivität der Flimmerhärchen. Das NO kann nichtinvasiv in der nasalen Ausatmungsluft gemessen werden.

Das in den Nebenhöhlen gebildete Stickstoffmonoxid wird mit jedem Atemzug eingeatmet und gelangt in verdünnter Form in die Lunge, wo es die Sauerstoffaufnahme durch eine lokale Erweiterung der Kapillargefäße fördert – in diesem Sinn wird es auch als »aerokrines« Hormon bezeichnet.

Diese Entdeckung hat das Verständnis der Physiologie der Nasennebenhöhlen stark verändert und sich sowohl auf die Grundlagenforschung als auch auf die klinische Praxis ausgewirkt.

Niedrige NO-Werte in den Nebenhöhlen tragen vermutlich zur Entstehung von chronischer Sinusitis bei. *Bhrāmarī prāṇāyāma* hingegen erhöht die Ventilation in den Nasennebenhöhlen, wie sich in einer kleinen Studie mit 10 gesunden Probanden zeigte.[62] Das NO stieg während des Summens im Vergleich zur ruhigen Ausatmung um das 15-Fache und führte zu einem erheblichen Anstieg des Gasaustauschs zwischen den verschiedenen Hohlräumen. Diese Erkenntnis könnte zukünftig für therapeutische Effekte der durch das Summen verbesserten Belüftung der Nasennebenhöhlen eingesetzt werden.

In anderen Studien werden weitere positive Effekte genannt, die im Zusammenhang mit der mit Stickstoffmonoxid angereicherten Atemluft stehen:

- Aktivierung des parasympathischen Nervensystems.
- Homogene Lungendurchblutung in der aufrechten Position, die für schwach durchblutete Lungenregionen wie die Lungenspitzen eine Nettozunahme des Blutflusses um 24% bedeutet.
- Stimulation des Geruchsnervs.

Zukünftige Forschung in diesem Bereich wird sicherlich noch weitere interessante Erkenntnisse zutage fördern.

Lungenkapazität und Lebenserwartung

Langzeitstudien belegen einen Zusammenhang zwischen einer guten Lungenfunktion (Lungenkapazität) und der Lebenserwartung, oft unabhängig von Rauchen oder anderen Faktoren.

So untersuchte schon in den 1960er Jahren die *Buffalo Health Study*[63] den prädiktiven Wert der Lungenfunktion nach Geschlecht aufgeschlüsselt und mit einer Nachbeobachtungszeit von 29 Jahren.

Die Teilnehmer waren 554 Männer und 641 Frauen im Alter von 20 bis 89 Jahren, zufällig ausgewählt aus allen registrierten Haushalten der Stadt Buffalo, NY. Die Ergebnisse zeigten, dass die Lungenfunktion ein langfristiger Prädiktor für die Gesamtüberlebensraten bei beiden Geschlechtern ist und als Instrument zur allgemeinen Gesundheitsbeurteilung dienen kann.

Die Daten aus einer aktuellen österreichischen Pneumologie-Studie[64] zeigen, dass überdurchschnittliche Lungenfunktion mit gesünderem Altern und längerer Lebenserwartung korreliert, während niedrige Werte frühere Sterblichkeit und Begleiterkrankungen (z. B. Diabetes, Herzkrankheiten) vorhersagen. Es ist auch bekannt, dass COPD-Patienten mit eingeschränkter Lungenfunktion – häufig infolge von Rauchen – eine um 5 bis 9 Jahre verminderte Lebenserwartung haben.[65]

Verbesserte Atemfunktion

Eine randomisierte, brasilianische Studie[66] mit 76 gesunden Probanden im Alter von 66 bis 68 Jahren untersuchte, inwieweit Yoga-Atemübungen die Atemfunktion und autonome

Herzregulation älterer Menschen verbessern können. Altern geht allgemein mit einer Abnahme der Lungenfunktion, der Herzratenvariabilität und des spontanen Baroreflexes einher. Aktuelle Studien deuten darauf hin, dass Atemübungen dazu beitragen, die Atem- und Herz-Kreislauf-Funktion zu verbessern. Die Probanden erhielten ein viermonatiges Trainingsprogramm (2 Kurse pro Woche und Übungen für zu Hause) mit Dehnungs- oder Atemübungen. Die Yoga-Atemübungen (*bhastrika*) bestanden aus schnellen forcierten Ausatmungen, gefolgt von einer Einatmung durch das rechte Nasenloch, einer Einatmungsapnoe (*antar kumbhaka*) mit Erzeugung eines intrathorakalen Unterdrucks und einer Ausatmung durch das linke Nasenloch. Die Lungenfunktion, der maximale Ausatmungs- und Einatmungsdruck (PEmax bzw. PImax), die Herzratenvariabilität und die Blutdruckvariabilität zur Bestimmung des spontanen Baroreflexes wurden zu Beginn der Studie und nach 4 Monaten gemessen.

In der Yoga-Gruppe kam es zu einem signifikanten Anstieg sowohl in der Kraft der Einatmungs- als auch der Ausatmungsmuskulatur (PEmax und PImax). Die Herzratenvariabilität und die autonome Herzregulation verbesserten sich ebenfalls deutlich. In der Kontrollgruppe veränderten sich die physiologischen Variablen nach 4 Monaten jedoch nicht.

Die Schlussfolgerung daraus lautet, dass yogische Atemübungen für ältere gesunde Menschen von Vorteil sein können, da sie die Atemfunktion und das sympathovagale Gleichgewicht verbessern. Noch ist jedoch unklar, inwiefern sich diese Effekte auch auf ältere, erkrankte Menschen übertragen lassen.

Der pH-Wert des Blutes muss vom Organismus immer in einem sehr engen Fenster von 7,35 bis 7,45 austariert werden, damit die volle Funktionsfähigkeit unserer Organe gewährleistet bleibt. Die Aufgabe der Entsäuerung übernehmen Niere, Lunge, Leber, Darm und vor allem unser Blut. Diese Regulationssysteme sorgen dafür, dass die Konzentration von Säuren und Basen immer konstant bleibt. Zu viele säurebildende Nahrungsmittel (tierische Lebensmittel, Alkohol, Zucker)[67], permanenter Stress, Sorgen, Ängste, Anspannung und flache Atmung können jedoch zu einer Übersäuerung des Organismus führen.

An dieser Stelle sollte zwischen einer »echten« Azidose und einer chronisch latenten Azidose (umgangssprachlich »Übersäuerung«) unterschieden werden:

Eine »echte« Azidose (metabolisch oder respiratorisch) wird durch eine Blutgasanalyse diagnostiziert und weist einen pH-Wert unter 7,35 auf. Dieser Zustand kann durch bestimmte Erkrankungen (Niereninsuffizienz, Diabetes, Vergiftungen, Alkoholismus) und manchmal sogar durch Fasten ausgelöst werden. Auch durch Lungenerkrankungen (Asthma, Lungenfibrose, Lungenentzündung) oder unzureichende und oberflächliche Atmung sammelt sich Kohlendioxid im Blut an und verschiebt das Säure-Basen-Gleichgewicht in den sauren Bereich. Eine akute Azidose erfordert immer eine sofortige ärztliche Behandlung.

Die chronisch latente Azidose, die keine echte Azidose im schulmedizinischen Sinn darstellt, entsteht durch einen schleichenden Prozess der Übersäuerung, bei dem keine ausreichenden Basenbildner zur Verfügung stehen, die die Säuren neutralisieren. Dadurch entsteht ein chronisch latent saurer Zustand über einen längeren Zeitraum, der die Funktion des Bindegewebes und anderer Organe beeinträchtigen kann. Ein übersäuerter Körper wird daher anfällig für Krankheiten jeglicher Art: Diabetes, Hauterkrankungen, rheumatische Erkrankungen und Herz-Kreislauf-Erkrankungen[68] können die Folgen sein.[69] Sogar die Entstehung von Krebserkrankungen wird damit in Zusammenhang gebracht.

Eine Entsäuerung kann durch das Abatmen von Kohlendioxid erfolgen, welches im Körper u. a. als Kohlensäure vorliegt. Durch tiefes, bewusstes Ausatmen oder spezielle Atemübungen wird es vermehrt ausgeschieden, was den pH-Wert im Blut leicht erhöht und den Körper entsäuert. Die Atmung ist also eine wichtige, kurzfristige Methode zur Säureregulierung neben der langfristigen über die Nieren, so dass bei einer guten Atmung immer auch »ganz nebenbei« Säuren abgeatmet werden.

Wer sich körperlich betätigt und besonders viel und tief ein- und ausatmet, kann nicht nur über Körperflüssigkeiten wie Urin und Schweiß Säuren und andere Giftstoffe besonders gut loswerden, sondern gleichzeitig auch über die Lunge entsäuern.

HORMONELLE UND IMMUNOLOGISCHE VERÄNDERUNGEN

Cortisolausschüttung

Cortisol (Hydrocortison) ist ein lebenswichtiges Steroidhormon aus der Nebennierenrinde, das als primäres Stresshormon Stoffwechsel, Blutdruck und Immunsystem reguliert. Es steigert kurzfristig Energie und Leistungsfähigkeit, indem es den Blutzucker erhöht, wirkt entzündungshemmend und folgt einem festen zirkadianen Rhythmus (morgens hoch, abends niedrig). Chronisch hohe Werte durch Dauerstress können jedoch zu Gewichtszunahme, Schlafstörungen und Insulinresistenz führen, weshalb ein gut regulierter Cortisolspiegel Ausdruck von Gesundheit ist.

Eine randomisierte, kontrollierte Studie untersuchte die Wirkung eines sechsmonatigen Prānāyāma-Trainings auf die stressinduzierte Cortisolreaktion im Speichel bei Jugendlichen. Es zeigte sich, dass das dreimal wöchentliche 45-minütige Praktizieren von *bhrāmarī prānāyāma* über einen Zeitraum von sechs Monaten zu einer signifikanten Senkung des Cortisolspiegels im Speichel führte.[70]

Immunmodulation

Das Immunsystem ist ein Netzwerk biologischer Systeme, das unseren Organismus vor Erkrankungen schützt. Es erkennt eine Vielzahl von Krankheitserregern wie Viren, Bakterien und Parasiten, ebenso Krebszellen, aber auch Fremdkörper (Holzsplitter, Dornen etc.), es kann diese vom körpereigenen gesunden Gewebe unterscheiden und darauf reagieren.

Viele Lebewesen verfügen über zwei Hauptsubsysteme des Immunsystems. Das angeborene Immunsystem bietet eine vorgefertigte Reaktion auf breite Gruppen von Situationen und Reizen. Das adaptive Immunsystem bietet eine maßgeschneiderte Reaktion auf jeden Reiz, indem es lernt, Moleküle wiederzuerkennen, denen es zuvor begegnet ist. Beide nutzen Moleküle und Zellen, um ihre Funktionen auszuführen.

Unser Immunsystem arbeitet am besten, wenn es entspannt ist; chronischer Stress hingegen senkt die Leistung des Immunsystems, was auch erklärt, warum wir in Zeiten großer Anspannung anfälliger für Erkältungen und Infekte werden.

Verschieben wir durch Prānāyāma die Funktionsweise unseres Nervensystems in einen parasympathischen Bereich, unterstützen wir die Funktion des Immunsystems, wohingegen eine dauerhaft sympathotone Funktionsweise schneller zur Infektanfälligkeit führt.

Eine Übersichtsarbeit[71] untersuchte während der Coronazeit die neuroendokrinoimmunologischen Mechanismen, durch die Yoga Stress und Entzündungen lindert. Stress, Angstzustände und Depressionen wurden durch die Pandemie und die daraus resultierenden Einschränkungen im Alltag verschlimmert, was zu einer Dysregulation des Immunsystems beitragen kann.

Das entzündungshemmende und immunmodulierende Potenzial von Yoga sowie dessen Rolle bei der Verringerung des Risikos für Immunschwäche und psychische Gesundheitsbeeinträchtigungen kann die angeborene Immunität stärken und die Zytokinfreisetzung hemmen. Als Intervention verbessert Yoga nachweislich auch die psychische Gesundheit, da es Angstzustände, Depressionen und Stress lindert und Achtsamkeit, Selbstkontrolle und Selbstregulierung fördert. Yoga wird mit zahlreichen kardioprotektiven Wirkungen in Verbindung gebracht, die auch bei COVID-19 eine Rolle spielen könnten, indem sie Lungen- und Herzschäden verhindern.

Diese Bewertung ebnet den Weg für weitere Forschungen zu Yoga als potenzielle Intervention zur Stärkung der angeborenen Immunität und der psychischen Gesundheit und damit zu seiner Rolle bei der Prävention und begleitenden Behandlung von COVID-19.

Derartige Überlegungen könnten zukünftig auch eine Bedeutung für die Modulation von Autoimmunerkrankungen haben, bei denen es zu einer überschießenden Reaktion des Immunsystems kommt.

Veränderte Gen-Expression

In einer Studie[72] wurde die Wirkung von Yoga-Techniken auf die Gen-Expression angeschaut. Unter Gen-Expression versteht man den Prozess, bei dem genetische Informationen eines Gens in ein funktionelles Produkt – meist Proteine oder RNA-Moleküle – umgesetzt bzw. »exprimiert« werden. Es wurde untersucht, welche Gene unter bestimmten Bedingungen »angeschaltet« oder »ausgeschaltet« werden und welche Aktivität sie aufwiesen. Forscher konzentrierten sich hier auf mögliche schnelle Veränderungen der globalen Gen-Expressionsprofile in den peripheren mononukleären Blutzellen (PBMCs) bei gesunden Menschen.

Ein Teil der Studiengruppe absolvierte ein umfassendes Yoga-Programm, das sanfte Yoga-Stellungen, Atemübungen und Meditationspraktiken beinhaltete; die Kontrollgruppe machte Spaziergänge in der Natur und hörte Entspannungsmusik.

Als Ergebnis zeigte sich, dass das Yoga-Programm im Vergleich zum Kontrollprogramm eine schnelle und signifikant stärkere Wirkung auf die Gen-Expression in PBMCs hatte.

Dieses Ergebnis deutet darauf hin, dass Yoga-Praktiken und verwandte Übungen zu schnellen Veränderungen der Gen-Expression führen und z. B. übermäßige Entzündungsreaktionen herunterregulieren, was langfristig ein grundlegendes Verständnis für die Modulierung übergeordneter gesundheitlicher Wirkungen bilden könnte.

Verlängerung der Telomere

Als Telomere bezeichnet man die »Schutzkappen« am Ende unserer Chromosomen im Erbgut, die sich bei jeder Zellteilung verkürzen und daher als Marker für biologische Alterung und Stresszustände im Körper dienen können. Geistig-körperliche Interventionen zur Stressreduzierung wie Meditation, Yoga und Prāṇāyāma wurden bereits hinlänglich auf ihre Wirksamkeit bei der Eindämmung der Telomer-Verkürzung untersucht.

In einer Pilotstudie[73] aus dem Jahr 2025 konnte gezeigt werden, dass die Telomer-Länge nach dem Besuch einer Prāṇāyāma-Intervention im Vergleich zur Eingangsuntersuchung deutlich zugenommen hatte. Diese Ergebnisse müssen in Folgestudien jedoch weiter bestätigt werden. Bisher zeigt die Analyse der Ergebnisse aber, dass die Intervention die Verlängerung der Telomer-Länge auf molekularer Ebene begünstigt, was bedeutet, dass diese Techniken einer vorzeitigen Zellalterung vorbeugen bzw. ihr etwas entgegensetzen können.

PSYCHISCH-EMOTIONALE WIRKUNGEN

Prāṇāyāma hat auch aufgrund seiner potenziellen Auswirkungen auf psychologische Variablen in der wissenschaftlichen Forschung besondere Aufmerksamkeit erregt. Mehrere Studien haben die positiven Auswirkungen von Prāṇāyāma auf die kognitiven Funktionen, das Angstniveau und das allgemeine psychische Wohlbefinden nachgewiesen.

Angstzustände

Eine randomisierte Crossover-Studie untersuchte die Auswirkungen von Yoga-Atemübungen auf die Aufmerksamkeit und Angstzustände. Die Studie umfasste sechs 18-minütige Sitzungen, darunter *nāḍī shodhana prāṇāyāma*, *bhastrikā*, *bhrāmarī prāṇāyāma* und hochfrequente Yoga-Atemübungen sowie Atemwahrnehmung und ruhiges Sitzen. Die Ergebnisse zeigten, dass Yoga-Atemtechniken eine anhaltende Aufmerksamkeit verbesserten und Angstzustände reduzierten.[74]

Einer anderen Studie zufolge reduzierte eine Reihe von 12 Āsanas in Verbindung mit *sūrya bhedana prāṇāyāma* (Einatmung durch das rechte Nasenloch) signifikant die Zustandsangst.[75]

Eine klinische Studie untersuchte die akuten Auswirkungen von *mukha bhastrikā*, einer yogischen Blasebalg-Atemtechnik, auf die Reaktionszeit. Es stellte sich heraus, dass neun Runden *mukha bhastrikā* sowohl die visuelle als auch die auditive Reaktionszeit signifikant verringerten. Diese Ergebnisse deuten auf eine verbesserte sensomotorische Leistung und eine verbesserte Verarbeitungsfähigkeit des zentralen Nervensystems hin.[76]

Emotionsregulation und Kontrolle von Aggression

Aggressivität und deren Bewältigung spielt in vielen Gesellschaften zunehmend eine große Rolle, da Aggressionen das emotionale Gleichgewicht und die soziale Stabilität beeinträchtigen. Pharmakologische Behandlungen lindern zwar vorübergehend manche Beschwerden, sind jedoch mit Nebenwirkungen verbunden, was die Notwendigkeit alternativer Ansätze unterstreicht. Yoga wird aufgrund seines ganzheitlichen Ansatzes für seine Rolle bei der Förderung der Emotionsregulation, dem Stressabbau und dem Umgang mit Aggression geschätzt.

In einer Übersichtsarbeit[77] zu Yoga-Interventionen wurden von 597 potenziell infrage kommenden Artikeln 8 englischsprachige Studien im Zeitraum von 2020 bis 2025 ausgewählt, die die Ein- und Ausschlusskriterien erfüllten.

Die meisten dieser Studien zeigten, dass Yoga das Aggressionsniveau signifikant senkte und die emotionale Regulierung durch den Umgang mit Stress, Angst, Wut und damit verbundenen Faktoren in verschiedenen Bevölkerungsgruppen verbesserte. Gemäß den Studien trägt Yoga als vielversprechender nichtpharmakologischer Ansatz zur Bewältigung von Aggressionen in verschiedenen Bevölkerungsgruppen bei, indem es die emotionale Regulierung und damit verbundene Faktoren verbessert. Als Weg der Impulskontrolle und emotionalen Regulation kann es dabei helfen, Reiz-Reaktions-Muster zu unterbrechen.

In einer anderen kontrollierten klinischen Studie wurde die Reaktionszeit nach Yoga-Blasebalg-Atmung und Atemwahrnehmung gemessen. Es stellte sich heraus, dass *bhastrikā prānāyāma* und Atemwahrnehmung die Anzahl der antizipatorischen Reaktionen signifikant reduzierte.[78] In der Psychologie bezeichnet man antizipatorische Reaktionen als emotionale, kognitive oder körperliche Reaktionen, die in Erwartung eines zukünftigen Ereignisses ausgelöst werden, noch bevor es eingetreten ist.

Burn-out & emotionale Erschöpfung

Eine randomisierte, Wartelisten-kontrollierte Studie untersuchte die Wirksamkeit einer 12-wöchigen Meditations- und Ateminterventíon mit Unterstützung von *Wearables* zur Verringerung von Burn-out und zur Verbesserung der beruflichen Lebensqualität (PQL) bei Gesundheitsdienstleistern. *Wearables* sind kleine, vernetzte Computersysteme, die man direkt am Körper trägt und die dort bestimmte Körperfunktionen messen.

Die Studie zeigte signifikante Verbesserungen bei allen Messgrößen sowohl beim *Maslach Burnout Inventory*, das emotionale Erschöpfung, Depersonalisierung und persönliche Leistungsfähigkeit bewertet, als auch bei der *PQL Skala*, die Mitgefühlszufriedenheit, Burn-out und sekundäre Traumatisierung bewertet.[79]

In einer weiteren randomisierten klinischen Studie wurde die Wirkung einer kurzfristigen Praxis von Prānāyāma-Atemübungen auf die Kognition, Angstzustände, das allgemeine Wohlbefinden und die Herzratenvariabilität untersucht. Es zeigte sich, dass *nādī shodhana prānāyāma* und *bhastrikā prānāyāma* die Kognition, Angstzustände und das allgemeine Wohlbefinden verbessern und die parasympathische Aktivität erhöhen.[80]

Eine andere Forschergruppe berichtet, dass *nādī shodhana prānāyāma* und *bhastrikā prānāyāma* im Vergleich zur Kontrollgruppe signifikante Veränderungen bei psychologischen Variablen bewirken, darunter die visuelle Analogskala für Stress, der COVID-19-Peritraumatische-Distress-Index und die Skala für achtsames Bewusstsein.[81]

ALTERN & LANGLEBIGKEIT

Langlebigkeit, neuerdings als *Longevity* in den Fokus der öffentlichen Aufmerksamkeit geraten, ist kein neues Phänomen: Schon in alten Yogatexten findet sich immer wieder die Feststellung, dass sich die Lebensdauer in der Anzahl der Atemzüge bemisst. Atmen wir schnell, vergeuden wir unsere Lebensenergie. Fließt der Atem hingegen langsam, dürfen wir uns einer längeren Lebensspanne erfreuen, so die Feststellung.

Gibt es für die Behauptung, dass die Anzahl der Atemzüge ein Parameter für Langlebigkeit darstellt, irgendeine Art von Beweis?

Wenn wir bei verschiedenen Tierarten die Lebenserwartung mit der Atemfrequenz korrelieren, fällt auf, dass die Tiere, die am langsamsten atmen, tatsächlich die längste Lebensdauer aufweisen (durchschnittlich):

Tierart	**Lebenserwartung in Jahren**	**Atemfrequenz pro Minute im Ruhezustand**
Landschildkröte	80-150	4-8 (2 in Winterruhe)
Mensch	80	15-20
Hund	10-15	10-30 (größenabhängig)
Katze	10-15	20-40
Kaninchen	5-10	30-100
Meerschweinchen	3-5	45-150

Eine Veröffentlichung[82] im *Journal of the American College of Cardiology* beschreibt bei Säugetieren eine direkte Beziehung zwischen Herzfrequenz und Lebenserwartung. Das Produkt dieser beiden Variablen, nämlich die Anzahl der Herzschläge pro Lebenszeit definiert für jede Spezies eine vorbestimmte Anzahl von Herzschlägen[83] während der Lebenszeit, da der basale Energieverbrauch je Körperatom pro Herzschlag bei allen Tieren gleich ist. Die Frage, ob das menschliche Leben durch eine Verlangsamung der Herzfrequenz verlängert werden kann, bleibt jedoch offen und wird höchstwahrscheinlich nur durch retrospektive Analysen großer Populationen, zukünftige Tierstudien und klinische Studien mit Bradykardie-Therapie geklärt werden können, so die Autoren. Ein ruhiger Atem senkt die Herzfrequenz und könnte dadurch vermutlich zu einer höheren Lebenserwartung beitragen.

Altern geht unter anderem mit einer Abnahme der Lungenfunktion, der Herzratenvariabilität und des spontanen Baroreflexes und einer Zunahme von Entzündungen und einer vegetativen Dysregulation einher.

Die Summe aller bisher vorliegenden Studien deutet darauf hin, dass Yoga-Atemübungen die Atem- und Herz-Kreislauf-Funktion verbessern und Entzündungen und immunologische Prozesse modulieren können. Dies setzt dem Alterungsprozess etwas entgegen, so dass wir gegebenenfalls biologisch langsamer altern.

TECHNIK DER SELBSTREGULATION UND SELBSTFÜRSORGE

Der Atem ist eine autonome Organfunktion, die wir im Rahmen bestimmter Grenzen willentlich beeinflussen und dadurch indirekt Einfluss auf die Funktion unseres vegetativen Nervensystems nehmen können. Dies hat wiederum Einfluss auf vielfältige andere regulierende Funktionen unseres Organismus. Die Atmung ist der gemeinsame Nenner und die Essenz vieler Entspannungstechniken[84], womit die Atemregulation am oberen Ende dieser Kaskade steht. Mit einem großen Potenzial der Selbstregulation durch Neuro- und Immunmodulation ermöglicht sie Beeinflussung interner Zustände. Dies ermächtigt zur Selbstfürsorge und ist besonders wertvoll für Menschen, die Krankheiten mit einem überwältigenden Gefühl der Hilflosigkeit und Ohnmacht ausgesetzt sind.

Der vorangegangene Überblick von ausgewählten Studien soll dabei helfen, eine Lücke zwischen traditionellem Wissen und moderner wissenschaftlicher Forschung zu schließen, um die potenziellen Vorteile und Mechanismen von Prāṇāyāma hervorzuheben und als Ressource für Forscher, Angehörige der Gesundheitsberufe und Übende zu dienen, die sich für einen ganzheitlichen Ansatz von Gesundheit und Wohlbefinden interessieren, wie er sich durch die verschiedenen Arten von Prānāyāma zeigt.

Die Übungstradition hat zeitlose Konzepte entwickelt, die die Gesamtheit und Ganzheitlichkeit im Blick behalten und die Übenden zu besserer Gesundheitskompetenz befähigen. Die Forschung wiederum wirft Blicke durch einzelne Schlüssellöcher auf das große Phänomen Prānāyāma, um dessen gesundheitsförderliche Wirkungsweise zu verstehen und sie therapeutisch anzuwenden. Mich erinnert diese Spurensuche manchmal an die indische Parabel vom »Elefanten und den fünf Blinden«, die alle einzeln versuchen zu verstehen, was ein Elefant ist.

Für alle Praktizierenden ist die Forschung ein großes Glück und eine gute Unterstützung, stehen sie nun nicht mehr im zweifelhaften Licht von Esoterik und Unwissenschaftlichkeit, sondern erhalten durch valide Wirksamkeitsnachweise Rückenwind für ihre Erfahrungen.

Auch wenn der Stand der Wissenschaft und ihre Methoden bisher nicht das Gesamtphänomen Prānāyāma befriedigend erklären können, verstehen wir heutzutage sehr viel besser, warum Atemtechniken unser Nervensystem zu regulieren helfen, zu einer verbesserten Immunität und Resilienz beitragen, entzündungsfördernde Gene herunterregeln und durch die Summe all dieser Effekte Erkrankungen vorbeugen und die Langlebigkeit erhöhen können.

Wir leben in einer Zeit, in der sich glücklicherweise die Erfahrung traditioneller Übungswege und die Erkenntnisse moderner Forschung treffen und wir deutlich verstehen, dass Prānāyāma ein machtvolles Werkzeug zur Regulierung von Körper und Geist ist. Yoga mit seiner Methodenvielfalt zeigt sich auch hier als Königsweg, um die Potenziale des Geistes zu erschließen, die Psyche zu ordnen und die Entfaltung all unserer menschlichen Möglichkeiten zu unterstützen.

Die Beschreibung von Wirkungen auf scheinbar voneinander getrennte Organsysteme lässt nur blitzlichtartige Blicke auf die Komplexität des Körpers zu. Im lebendigen Organismus geschehen diese physiologischen Veränderungen alle gleichzeitig und entfalten eine synergistische Wirkung, das heißt, ihre positiven Wirkungen addieren sich gegenseitig auf. Was geschieht also, wenn Atemübungen auf all diese Systeme *gleichzeitig* wirken, sie harmonisieren und synchronisieren? Können wir mit unserem bisherigen medizinischen Denken überhaupt die Gesamtheit des Geschehens befriedigend erfassen, oder wird es immer nur bei annäherungsweisen Interpolationen bleiben müssen? Reicht es, wenn wir die kumulierten Wirkungen betrachten, oder brauchen wir neue Konzepte für ein besseres Verständnis?

Dr. Sat Bir Singh Khalsa, Professor für Medizin an der Harvard Medical School, betrachtet die Wirkungsweisen des Yoga auf den verschiedenen Ebenen und bezeichnet das synergistische Zusammenwirken aller Effekte als eine »Verbesserung der gesamten menschlichen Funktionsfähigkeit«.[85]

Können die gesundheitsförderlichen und präventiven Wirkungen von Prānāyāma auch therapeutisch bei bereits bestehenden Krankheiten eingesetzt werden? Kann der Atem also auch heilen, wie so oft angenommen wird?

Medizin aus Luft: Atmung als Heilmittel und Therapie

SAN FRANCISCO, KALIFORNIEN.

Mit Anand Dhruva stehe ich vor dem Osher Center for Integrative Health, einem ockerfarbenen Kubus an der Divisadero Street. Auf dem Flachdach ist – von der Straße nicht sichtbar – ein sehr schöner japanischer Zengarten angelegt, in dem sowohl Patienten als auch Therapeuten Ruhe und Erholung über den Straßen San Franciscos finden. Schräg gegenüber liegt das Universitätskrankenhaus am Mount Zion, an dem Anand als Professor für Hämatologie und Onkologie tätig ist.

1977 gründete der amerikanische Geschäftsmann und Philanthrop Bernard Osher eine Stiftung, die die Einrichtung von Zentren für Integrative Medizin an mehreren führenden Universitäten in den USA finanzierte. Ziel dieser Zentren ist es, die Qualität der Gesundheitsversorgung durch die Integration traditioneller und komplementärer Ansätze in die moderne Medizin, Forschung und Ausbildung zu verbessern. Der Wert solcher Stiftungen besteht genau darin, dass engagierte Wissenschaftler wie Anand zu spannenden Fragen der integrativen Medizin forschen und Patienten infolgedessen mit integrativ-medizinischen Ansätzen versorgt werden können.

Kennengelernt hatte ich Anand einige Jahre zuvor, als er eine Weiterbildung über »Ayurvedische Perspektiven auf Krebserkrankungen und unterstützende Maßnahmen« am

Immanuel Krankenhaus in Berlin-Wannsee gab. Nicht nur ausgefeilte ayurvedische Konzepte waren sein Thema, sondern vor allem immer wieder Anleitungen und Anweisungen zur Bedeutung von Prānāyāma und Meditation in der Begleitung von Patienten mit onkologischen Erkrankungen. Ich war von diesem Ansatz dermaßen inspiriert, dass ich nach Kalifornien flog, um mir ein Bild von seiner Arbeit zu verschaffen.

Anand hat mich freundlicherweise eingeladen, an einer Teambesprechung teilzunehmen. Schon beim Betreten des fünfstöckigen Gebäudes fühle ich mich wohl und entspannt, denn die Architektur bildet mit ihren Materialien eine heilungsfördernde Umgebung, indem viel Tageslicht, frische Luft, Naturperspektiven, großzügige Räume sowie angenehme Farben und Texturen einbezogen wurden. Insbesondere die großen Gruppenräume für Yoga- und Meditationskurse sowie die Behandlungsräume für Akupunktur, Massagetherapie, Biofeedback und Körperbewusstsein wirken gemütlich und freundlich.

Einmal monatlich trifft sich hier das gesamte therapeutische Team, um aus verschiedenen Perspektiven auf die Beschwerden eines ausgewählten Falls zu schauen.

Der diesmal vorgestellte Fall eines Patienten zeichnet sich durch moderate Hypertonie und Schlafstörungen aus. Ärzte und Therapeuten aus der chinesischen Medizin, dem Āyurveda, dem Yoga, der Ernährungsberatung, Physiotherapie, Psychotherapie und den Achtsamkeitspraktiken diskutieren mögliche Therapiestrategien, die sie dann später dem Patienten vorstellen werden. Auch Prānāyāma taucht in dem möglichen Therapiespektrum auf. Hier bin ich richtig, denke ich und höre gespannt zu.

Anand ist nicht nur ein sehr gut ausgebildeter Arzt und Forscher mit dem Schwerpunkt auf integrativer Onkologie, sondern auch höchst interessiert an den traditionellen indischen Wissenssystemen. Seine profunden Kenntnisse des Āyurveda und des Yoga integriert er in seine Lehrtätigkeit als Professor an der UCSF. Als Bildungsdirektor am Osher Center hat er einen Āyurveda-Kurs etabliert, der speziell auf Mediziner zugeschnitten ist, um ihnen ein grundlegendes Verständnis der alten Heilkunde zu vermitteln.

Besonders in seinen Forschungsprogrammen, die sich auf die Entwicklung und Erprobung ayurvedischer Ansätze für die Krebsüberlebenshilfe und palliative Pflege konzentrieren, setzt er auch Prāṇāyāma ein. Dieser integrative Ansatz überzeugt mich, und ich frage ihn, wie er den Atem im klinischen Kontext sieht.

Anand betrachtet den Atem in zweierlei Weise:

Zum einen generell als ein wichtiges Werkzeug, um den Geist zu kontrollieren und um inneren Frieden im alltäglichen Leben zu erfahren. Dies beträfe uns alle, sagt er.

In seiner Arbeit mit onkologischem Fokus hingegen interessieren ihn insbesondere die Effekte, die Prāṇāyāma auf Erkrankte ausübt. Seine langjährige Beobachtung ist, dass gerade die Patienten, die sehr unter Ängsten, Stress und Sorgen leiden, sich so wenig der Werkzeuge bewusst seien, die ihnen zur Verfügung stünden, um die emotionalen ups and downs der Krankheit abzumildern. Aus seiner klinischen Erfahrung heraus bewertet er aber gerade therapeutische Werkzeuge wie Prāṇāyāma als äußerst wirkmächtig und hilfreich.

Er äußert einen spekulativen Gedanken, der mich auch als Āyurveda-Therapeut sehr anspricht: Prāṇāyāma als ein Weg, um die *srotas* zu öffnen. Was sind *srotas*? Im Āyurveda sind *srotas* das Konzept für die Transportkanäle, durch die der Organismus sich mit lebenswichtigen Stoffen versorgt; ihre Durchlässigkeit gilt als wichtige Voraussetzung für Gesundheit. Sein spezielles Interesse gilt der Frage, inwieweit die Anwendung von Prānāyāma die *srotas* durchlässiger für den Stofftransport machen kann, so dass sie bei der Versorgung der Gewebe und dem Abtransport von Stoffwechselendprodukten besser arbeiten können. Das dies einen relevanten therapeutischen Effekt haben kann, liegt auf der Hand.

Was die praktische Atemarbeit mit Patienten anbetrifft, so schwört Anand auf sehr einfache und niedrigschwellige Atemübungen, da viele von uns eine zu flache und angespannte Atmung hätten. »Ich gehöre manchmal selbst dazu«, gesteht er schmunzelnd ein. »Viele Menschen atmen stressbedingt weit nach oben in den Brustkorb oder praktizieren eine paradoxe Atmung.« Die sogenannte paradoxe Atmung besteht darin, bei der Einatmung den Bauch fälschlicherweise nach innen zu ziehen, anstatt etwas an der Bauchdecke nachzugeben, um so die Luft mit der Zwerchfellabsenkung einströmen zu lassen. Wenn es Anand gelingt, den Patienten die Bauchatmung als Heilmittel gegen paradoxe Atmung zu vermitteln, betrachtet er dies schon als großen Erfolg. *Ujjāyī prānāyāma* sieht er in diesem Kontext als eine wirksame, aber bereits fortgeschrittene Atemübung für die betroffenen Patienten, z. B. um Ängste zu besänftigen.

Wichtig sei es, niedrigschwellige Atemübungen, wie z. B. die Bauchatmung, anzuwenden, um dysfunktionale Atemmuster beheben zu helfen. Einfache yogische Vollatmung sei dafür schon sehr gut geeignet.

Um den Geist zu beruhigen und so auch einen verbesserten Schlaf zu erzielen, empfiehlt Anand den Patienten oftmals, 10 Minuten einfache Atempraxis (Bauchatmung oder *ujjāyī prāṇāyāma*) vor dem Schlafengehen.

Seiner Erfahrung nach sehen sich viele Patienten leider nicht dazu imstande, täglich längere Atemübungen zu praktizieren, aber er erinnert sich auch an Patienten, die durch eine intensivierte Praxis erstaunliche Wirkungen erzielten:

Da war diese Patientin, die morgens und abends jeweils 60 Minuten Atemübungen praktizierte. Ihre Krebserkrankung verbesserte sich zusehends. Zufall oder direkte Wirkung von Prāṇāyāma? Was hat ihr wesentlich geholfen? Diese Frage könne man nicht so einfach beantworten, da es sich um einen Einzelfall handelt. Anand gibt zu, dass er solche bemerkenswerten Effekte nur in Ausnahmefällen sieht, aber einen Zusammenhang zwischen ihrem verbesserten Gesundheitszustand und Prāṇāyāma für absolut möglich hält.

Oder der ältere Herr mit dem hohen Blutdruck und einigen anderen gesundheitlichen Problemen. Er übte zweimal täglich 30 Minuten Prāṇāyāma, was ihm auf eindrückliche Weise dabei half, seine gesundheitlichen Probleme gut zu managen.

Dass das Prāṇāyāma der wesentliche Faktor für diese guten Verläufe sei, wäre natürlich nur eine Spekulation ohne Beweis, sagt er als Kliniker und Forscher.

Bisher hat Anand nur eine einzige Studie durchgeführt, die Prāṇāyāma als alleinige Intervention bei Krebspatienten[86] erforscht, aber selbst wenn Prāṇāyāma in den meisten Studien nicht im Fokus steht, so ist es doch immer ein Teil seiner Studien-Interventionen.

Als ich ihn nach Nebenwirkungen von Prāṇāyāma frage, erinnert er sich lediglich an eine Patientin mit psychiatrischer

Störung. Sie litt unter einer Angststörung mit manisch-depressiven Anteilen. Nachdem sie auf eigene Veranlassung intensive Atemübungen wie *bhastrikā* und *kapālabhātī* praktiziert hatte, berichtete sie im Nachgang von einer Verschlechterung ihrer Angststörung und Manie. Prāṇāyāma – vor allem ohne Indikation und Anleitung – ist also nicht immer gut, sondern bedarf einer therapeutischen Begleitung.

Als Teil seines Selfcare-Programms übt Anand selbst an den meisten Tagen der Woche Prāṇāyāma: Bauchatmung, Nasenwechselatmung, *ujjāyī*, manchmal zusammen mit *Marma Chikitsa*, der Selbstbehandlung einiger Vitalpunkte, in etwa vergleichbar mit Akupressurpunkten. Ein Arzt, Forscher und Professor, der das verschreibt, was er selbst praktiziert und für gut befunden hat.

BERLIN-WANNSEE

Nicht nur im sonnigen Kalifornien, sondern auch am Immanuel Krankenhaus Berlin konnte ich als Therapeut die heilsamen Wirkungen von Yoga und Prāṇāyāma in sehr vielen Fällen erleben und begleiten.

Prof. Dr. Andreas Michalsen und Dr. Christian Keßler (mittlerweile Professor für Integrative Gesundheitsversorgung und Prävention in Augsburg) engagierten meine Kollegin Claudia Böhm und mich im Jahr 2012, um an der Hochschulambulanz der Charité-Universitätsmedizin am Standort Immanuel Krankenhaus Berlin eine Abteilung für Yogatherapie aufzubauen.

Das Immanuel Krankenhaus ist sehr schön am Kleinen

Wannsee gelegen und verfügt über einen öffentlich zugänglichen Landschaftsgarten mit Wasserzugang und altem Baumbestand. Die 1890 im Renaissancestil erbaute Villa war einst der Sommersitz der Familie Siemens, die sie nach Kriegsende der Evangelisch-Freikirchlichen Gemeinde Berlin-Schöneberg mit einer Auflage schenkten: Das Gebäude möge zukünftig eine Sozialeinrichtung beherbergen.

Im Lauf der folgenden 80 Jahre hat sich an diesem Standort ein modernes Krankenhaus mit einem großen Angebot von Rheumatologie über stationäre Fastenkuren und Kältekammerbehandlung bis hin zu Integrativer Medizin wie TCM und Āyurveda entwickelt. Seit Kurzen gibt es auch ein integrativ-medizinisches Āyurveda-Zentrum, in dem Patienten stationäre Panchakarma-Kuren in Anspruch nehmen können.

In der Yogatherapie-Abteilung sind die Interventionen so gestaltet, dass Patienten zweimal pro Woche eine Stunde Yogaunterricht erhalten. Darüber hinaus können die Ärzte bei bestimmten Indikationen auch Einzelsitzungen verordnen.

Im Lauf meiner fünfjährigen Tätigkeit in der Abteilung für Yogatherapie habe ich Hunderte Patienten mit den unterschiedlichsten Indikationen gesehen: Menschen mit Herz-Kreislauf-Erkrankungen, Reizdarm-Patienten, Rheuma-Fälle, Kniearthrotiker, Jugendliche und Hochbetagte (die älteste Teilnehmerin war 91 Jahre alt), viele Menschen mit Burn-out und psychovegetativer Erschöpfung, Patienten mit Schlafstörungen, stark Unter- und Übergewichtige und viele andere Krankheitsbilder.

Die meisten Patienten kamen angespannt und ernst zum Unterricht und verließen den Raum oftmals gelöster und mit einem kleinen Lächeln. Ältere, mürrische Herren, die »zum

Yoga geschickt worden« waren, stellten erstaunt fest, dass sie die Übungen erfolgreich praktizieren konnten, und erkundigten sich zuweilen, in welchen Kursen man das fortsetzen könne.

Das war mein größter Lohn, durch den ich im Lauf der Zeit selbst verstanden habe, über welch heilsame Macht diese Methoden verfügen.

Aber nicht nur Patienten profitierten vom Yoga-Angebot. Auch die gesamte Belegschaft konnte innerhalb des Mitarbeiter-Yoga in den Genuss von Bewegung, Entspannung, Atmung und Konzentration kommen: Mitarbeiter:innen aus der Verwaltung, dem Hausteam, der Pflege, Ärzte und Ärztinnen nahmen die wohltuenden und heilsamen Wirkungen des Yoga ebenfalls in Anspruch. Dieses gemeinsame Tun hatte auch eine verbindende Wirkung. Ich erinnere mich gut, wie mir eine Ärztin anvertraute, dass sie nicht mehr wüsste, wie sie die Arbeitswoche ohne Yoga schaffen sollte.

In den wöchentlichen Wissenschaftssitzungen wurden die neuesten Studien besprochen, so konnte ich die Wirkungen von Yoga, Prānāyāma & Meditation auch durch die Perspektive einiger Studien erleben.[87]

Neben vielen in- und ausländischen Gastdozenten, die Vorträge zur Mitarbeiterfortbildung hielten, kam auch die Delegation der Japanischen Yogatherapie-Gesellschaft. Ich hatte Herrn Kimura und seine Entourage auf einem Kongress in der französischen Schweiz kennengelernt und seitdem mehrfach sowohl in der Schweiz als auch in Deutschland getroffen. Er war der Präsident der Japanischen Yogatherapie-Gesellschaft und reiste mit seinen Kolleg:innen regelmäßig durch die Welt, um sich für die Verbreitung und Anerkennung von Yogatherapie zu engagieren. Für seine Verdienste erhielt er bereits Auszeichnungen des indischen Gesundheitsministeriums.

Im Jahr 2012 veranlasste er eine Studie[88] zu unerwünschten Ereignissen in Yogakursen, die gemeinsam von der Japan Yoga Therapy Society (JYTS) und der Medizinischen Fakultät der Universität Kyushu in ganz Japan durchgeführt wurde. Der Sinn der Studie bestand darin herauszufinden, welche Nebenwirkungen sich durch eine Yogapraxis ergeben. Ein eher zufälliges und unerwartetes Ergebnis bestand in der Erkenntnis, dass mehr als die Hälfte der Personen, die die Yogakurse besuchten, an einer Form chronischer Erkrankung litten und 42,3% von ihnen ambulant behandelt wurden. Die Teilnehmer:innen nutzten Yoga offenbar als eine therapeutisch wirksame oder doch zumindest ihren Gesundheitszustand verbessernde Maßnahme. Diese Umfrage war der Beginn eines wachsenden Interesses sowohl seitens der japanischen Regierung als auch der Universitäten an der Yogatherapie. Die JYTS band daraufhin Yogatherapie zunehmend in die Krebs- und Palliativversorgung ein, in die Alkohol- und Drogenrehabilitation, in die kardiovaskuläre Rehabilitation sowie in die Forschung zu Traumata und Schizophrenie. In Seniorenheimen werden seitdem verstärkt Yogastunden angeboten.

Rund um den Globus sind mittlerweile Yogatherapie-Gesellschaften entstanden, die sich um die Erforschung, Anwendung, Anerkennung und Verbreitung des therapeutischen Wirkungsspektrums des Yoga in der Gesundheitsversorgung einsetzen.

Viele Erkenntnisse, auf die wir heute zurückgreifen können, haben wir dem vereinten Zusammenwirken engagierter Therapeut:innen und Verbände sowie einer interessierten und vorurteilsfreien Forschungscommunity zu verdanken.

HYPERTONIE UND HERZ-KREISLAUF-ERKRANKUNGEN

Mindestens 25 Millionen Deutsche sind von arterieller Hypertonie betroffen, in der Altersgruppe der 70- bis 79-Jährigen sind es sogar drei von vier Personen. Bluthochdruck ist eine multifaktorielle Erkrankung, die unter anderen Faktoren durch zu viel Sitzen und zu wenig Bewegung, zu großen Stress und eine ungesunde und übermäßige Ernährung[89] verursacht wird. Hypertonie erscheint uns so alltäglich, dass wir uns nicht vorstellen können, dass diese Erkrankung in anderen Ländern (z. B. Uganda, Kenia, Amazonasgebiet) selbst bei älteren Menschen gar nicht vorkommt. In Deutschland stellt die arterielle Hypertonie den Hauptrisikofaktor für die sich daraus ergebenden Herz-Kreislauf-Erkrankungen dar, auf die ein Drittel aller Sterbefälle zurückzuführen sind.

Stressreduktion und vermehrte Bewegung spielen neben der Ernährung eine große Rolle bei der Behandlung, um den Blutdruck zu senken und gegebenenfalls die Medikation zu reduzieren oder ganz auf sie zu verzichten. Falls Sie von Hypertonie betroffen sind, sollten Sie das natürlich immer nur in Absprache mit Ihrem behandelnden Arzt oder Ärztin tun.

Eine systematische Überblicksarbeit[90] aus dem Jahr 2017 mit dreizehn Studien stellte signifikante Blutdrucksenkungen nach Prāṇāyāma fest, wobei Übungen mit langsameren

Rhythmen und Manipulation der Nasenlöcher, vor allem mit Atemzügen durch die linke Nasenseite (*candra bhedana prānāyāma*), im Vergleich zu anderen Arten bessere Ergebnisse zeigte und die Hauptform des Prānāyāma sein sollte, wenn das Ziel die Blutdrucksenkung ist. Aufgrund der begrenzten Anzahl verfügbarer randomisierter kontrollierter Studien, der unterschiedlichen Prānāyāma-Arten und verschiedener Methoden, müssen die Erkenntnisse jedoch noch als vorläufig betrachtet werden.

Eine dreiarmige, randomisierte Studie[91] über 3 Monate mit 75 Patient:innen mit pharmakologisch behandelter Hypertonie zeigte, dass Yoga bei arterieller Hypertonie insbesondere über Atem- und Meditationstechniken und weniger über Yoga-Haltungen wirkt. Übereinstimmend mit vorhergehenden Studien induzierte nur Yoga ohne Körperübungen eine kurzfristige Reduktion des systolischen Blutdrucks. Die abschließende Bewertung der Forscher lautete: »Da Yoga bei Patienten mit arterieller Hypertonie wirksam und sicher war, kann er als Intervention zur systolischen Blutdrucksenkung in dieser Patientengruppe komplementär zur medikamentösen Therapie empfohlen werden.«

Eine Meta-Analyse[92] aus 49 kontrollierten Studien (insgesamt 56 Interventionen) mit 3517 Studienteilnehmern kam zu dem Schluss, dass drei Yoga-Einheiten pro Woche bei Patienten mit Bluthochdruck zu einer Senkung des Blutdrucks um 11/6 mm Hg führte. In der Vergleichsgruppe ohne Anwendung von Atemtechniken und Meditation / mentale Entspannung wurden nur 6/3 mm Hg Blutdrucksenkung erreicht. Diese Ergebnisse verdeutlichen, dass Yoga eine praktikable antihypertensive Lebensstiltherapie ist, die den größten Nutzen für den

Blutdruck bringt, wenn Atemtechniken, Meditation und mentale Entspannung einbezogen werden.

In der *Nationalen Versorgungsleitlinie Hypertonie*[93] werden Yoga und Atemübungen als begleitende Therapie für Patient:innen mit Bluthochdruck empfohlen, ebenso in der neuen *Patientenleitlinie für Hypertoniker:innen*[94].

In weiteren Studien sollte noch genauer geklärt werden, wie Körperhaltungen, Atemtechniken, mentale und tiefenrelaxierende Übungen zusammenwirken und welches Verhältnis die bestmöglichen Wirkungen zur Blutdrucksenkung hervorbringt.

Ich selbst habe schon gute Erfahrungen in der Behandlung von Patienten mit mäßiger Hypertonie gesammelt, so dass durch den Einsatz von Prāṇāyāma und einfachen Yogaübungen Blutdrucksenker mittel- oder langfristig reduziert oder ganz abgesetzt werden konnten. Einige Erfahrungen und Konzepte habe ich in einem Artikel[95] zusammengefasst.

COPD

Als COPD (*Chronic Obstructive Pulmonary Disease*) bezeichnet man eine chronisch obstruktive Lungenerkrankung, die durch dauerhaft verengte Atemwege gekennzeichnet ist. Die Hauptsymptome sind Husten, Auswurf und Atemnot (AHA-Symptome). Oftmals ist die Krankheit durch Rauchen verursacht (80 bis 90% aller Fälle).

COPD gilt als unheilbar und fortschreitend, d.h., die Betroffenen müssen lernen, damit umzugehen und damit zu leben.

Die Erkrankung bedeutet mehr Belastung für die Atemmuskulatur, weil das Atmen durch verengte Bronchien mehr

Energie benötigt. So braucht ein Betroffener zum Atmen zehnmal mehr Energie als ein Gesunder. Eine Kräftigung der Atemmuskulatur verschafft Erleichterung, weshalb regelmäßig trainiert werden sollte, selbst wenn dabei mehr Energie verbraucht wird. Denn nur so bleiben die COPD-Patienten in bestmöglicher Form bzw. im Zustand bestmöglicher Vitalität. Wenn die Muskulatur gut trainiert ist, gelingt es, bei gleicher Leistung mit weniger Sauerstoff auszukommen, was wiederum weniger Energieverbrauch für die Atmung bedeutet. Dadurch ergibt sich eine größere Belastungsfähigkeit.

Eine randomisierte, doppelblinde, kontrollierte Pilotstudie[96] mit 43 Patienten aus dem Jahr 2017 untersuchte, ob eine Prānāyāma-Praxis, die zu Hause selbständig durchgeführt werden sollte, als Alternative zur pulmonalen Rehabilitation zur Verbesserung der Belastbarkeit wirksam sein könnte. Die pulmonale Rehabilitation verbessert bekanntermaßen die Belastbarkeit bei Patienten mit chronisch obstruktiver Lungenerkrankung, jedoch haben viele Patienten keinen Zugang zu pulmonalen Rehabilitationsprogrammen.

Die Patienten litten unter einer symptomatischen, mittelschweren bis schweren COPD und erhielten entweder zwölf Wochen lang Prānāyāma plus Schulung oder nur eine Schulung.

Es zeigte sich, dass sich in der Prānāyāma-Gruppe die Bewältigung der 6-Minuten-Gehstrecke – ein klinischer Funktionstest in der inneren Medizin – verbesserte, in der Kontrollgruppe jedoch verschlechterte. Prānāyāma führte zudem zu leichten Verbesserungen der Inspirationskapazität und der Luftansammlung. Beide Gruppen zeigten signifikante Verbesserungen bei verschiedenen Symptommessgrößen.

Diese Pilotstudie konnte also erfolgreich zeigen, dass Prānāyāma zu einer verbesserten Belastungstoleranz bei Patienten mit COPD führt, was darauf hindeutet, dass Prānāyāma für symptomatische Patienten mit COPD einen signifikanten klinischen Nutzen haben könnte. Dieses Konzept könnte sich in zukünftigen, größeren klinischen Studien bestätigen.

ANGSTSTÖRUNGEN & PANIKATTACKEN

Der Begriff fasst verschiedene seelische Krankheiten zusammen. Betroffene empfinden meist eine übertriebene Furcht. Die Störung geht mit körperlichen Anzeichen der Angst wie Herzrasen, Schwitzen, Zittern, Atemnot, Erstickungs- und Schwindelgefühl und anderen Symptomen einher.

In der Praxis sehe ich häufiger Patient:innen mit Angststörungen und gelegentlich auch Panikattacken, so zum Beispiel Herrn K. Nach einer aufwändigen Herz-OP und einer dramatischen Wiederbelebungsmaßnahme im OP-Saal litt er plötzlich unter Panikattacken, die zu einer vorübergehenden Arbeitsunfähigkeit führten und auch sein Privatleben sehr beeinträchtigten. Gezielte, niedrigschwellige Atemübungen wie gleichmäßige Bauchatmung mit langer Ausatmung und *nādi shodhana prānāyāma* sowie einfache Bewegungen halfen ihm, sein Nervensystem zu regulieren und in Akutsituationen mit der Störung umzugehen. Das Wissen darum, dass Panikattacken zwar sehr unangenehm, aber nicht gefährlich sind, in Verbindung mit den Atemübungen, die jederzeit ausgeübt werden können, half ihm, wieder den Übergang in den normalen Alltag zu finden.

Eine junge Frau, damals noch Schülerin, kam mit Panikattacken zur Yogatherapie. Es stellte sich heraus, dass sie nur unzureichend und flach atmete. Mit einfachen Übungen lernte sie, langsam und ruhig in den Bauch zu atmen. Sie erschien zu insgesamt drei Sitzungen, zwischen denen sie jeweils zu Hause ihre Atemübungen praktizierte. Im Lauf der Zeit haben sich die Panikattacken gelegt. Sie berichtet, dass immer wenn sie sich nun unruhig und angespannt fühlt, sie diese beruhigenden Atemtechniken wie z. B. *ujjāyī prāṇāyāma* mit langer Ausatmung anwendet.

In einer Meta-Analyse[97] einer Forschergruppe aus Jena wurden die vorliegenden Daten aus verschiedenen Studien zur Wirksamkeit von körperorientiertem Yoga in der Behandlung psychischer Störungen untersucht. Eingeschlossen wurden Studien mit erwachsenen Patienten, die an einer psychischen Störung (Diagnose nach ICD oder DSM) mit mindestens milder Symptomausprägung litten, und die die Wirksamkeit von Hatha-Yoga beziehungsweise körperorientiertem Yoga mit Āsanas und Prāṇāyāma als obligaten Bestandteilen untersuchten. Insgesamt konnten 25 Studien, in die 1339 Patienten eingeschlossen waren, ausgewertet werden.

Hinsichtlich des primären Endpunkts Symptombelastung zeigte sich ein großer, signifikanter Effekt von Yoga mit substanzieller Heterogenität im Vergleich zu unbehandelten Kontrollgruppen. Die Forscher schlussfolgerten, dass körperorientiertes Yoga mit den zentralen Bestandteilen Āsana und Prāṇāyāma einen vielversprechenden komplementären Ansatz in der Behandlung psychischer Störungen darstellt, den es weiter zu erforschen gilt.

Welche Bedeutung haben also solche Techniken in einer Zeit, in der Angststörungen und Einsamkeitserfahrungen unter Jugendlichen[98] epidemisch zunehmen? 70% der in einer Studie befragten amerikanischen Jugendlichen nannten psychische Probleme durch die Nutzung digitaler Medien. Metastudien zeigen große Gefahren durch algorithmisch induzierte Abhängigkeiten, Vergleiche und Spiraling im Internet.

Werden wir es uns in Anbetracht der schwindenden Ressourcen im Gesundheitssystem und sich verschlechternder Bedingungen in der Versorgung zukünftig noch leisten könnten, diese niedrigschwelligen, kostengünstigen und verfügbaren Therapieansätze nicht einzusetzen?

PSYCHOSE UND SCHIZOPHRENIE

Ein entscheidender Schritt in der weltweiten psychischen Gesundheitsversorgung wurde dadurch eingeleitet, dass Yoga vom US-Ministerium für Veteranenangelegenheiten (VA) und vom Verteidigungsministerium (DoD) in den aktualisierten Leitlinien für die klinische Praxis bei Psychosen und Schizophrenie in der ersten Episode offiziell empfohlen wird. Das VA / DoD betreibt ein einzigartiges Gesundheitssystem, das oft als eines der integrativsten und zukunftsorientiertesten der Welt gilt. Ihre Leitlinien beeinflussen häufig breitere Veränderungen in der Versorgung. Die Aufnahme von Yoga ist ein Zeichen für die zunehmende Anerkennung geistig-körperlicher Ansätze in der allgemeinen Behandlung. Bemerkenswert ist die Tatsache, dass Yoga als eigenständige Maßnahme empfohlen wird. Auch wenn in den Leitlinien nicht näher darauf eingegangen wird, deutet diese Unterscheidung auf ein wachsendes Bewusstsein für die multidimensionale Wirkung von Yoga hin: Durch die Einbeziehung von Atemarbeit, Achtsamkeit und verkörperter Selbstwahrnehmung kann Yoga Unterstützung bieten, wo Standardbehandlungen oft versagen.[99]

SCHLAFSTÖRUNGEN (INSOMNIE)

Einen der eindrücklichsten Heilungsverläufe erlebte ich während meiner Zeit im Immanuel Krankenhaus. Eine Stationsärztin hatte Fr. V. wegen chronischer Insomnie in die Yogatherapie überwiesen. Die krank geschriebene Lehrerin kam entnervt zu mir in den Raum, mit der Bemerkung, dass dies nun wirklich der letzte Versuch sei, etwas zu ändern, und dass sie nicht mehr länger durchhalten könne. Sie war durch die langjährigen Schlafstörungen sichtlich geschwächt und sehr dünnhäutig geworden. Nachdem ich erwidert hatte, dass ich kein Magier sei und die Störung nicht wegzaubern könne, probierten wir ein paar einfache Yogaübungen aus, die sie jedoch zu sehr anstrengten. Ich forderte sie auf, sich einfach hinzulegen, deckte sie warm zu und beobachtete den Atemfluss. Wie ich schon vermutet hatte, war der Atemfluss sehr unrhythmisch, ungleichmäßig, flach und angespannt. Ich leitete eine einfache Atembeobachtung mit anschließender sehr sanfter Ausatmungsverlängerung an. Nach dieser Praxis fühlte sich Fr. V. erholt und regeneriert, und wir verständigten uns darauf, dass sie diese Übung täglich praktizierte.

Einen Monat später erschien sie zum Folgetermin. Gefragt nach ihren Schlafstörungen, antwortete sie, dass die nicht mehr das Problem seien und sie nun durchschlafen könne. Aber nun machten ihr Knie- und Hüftschmerzen das Leben schwer.

Sie hatte die lange Leidensgeschichte ihrer Schlafstörung fast vergessen. Was war geschehen? Sie hatte die niedrigschwelligen Atemübungen täglich praktiziert, alles andere war gleich geblieben. Die Atempraxis hatte offenbar ihr Vegetativum umgestimmt, und eine Neuregulierung erlaubte ihr nun, in Ruhe durchzuschlafen.

Ich zeigte ihr einige knie- und hüftkräftigende Übungen, die sie mit den durch ordentlichen Schlaf erworbenen Kräften durchführen konnte.

Bei unserer nächsten Begegnung ging es auch Knie und Hüfte besser, und die gute Schlafqualität hielt an. Ich sah die Patientin noch zwei weitere Male mit unverändert guter Schlafqualität.

Natürlich sehen wir als Therapeuten gern solche Bilderbuch-Heilungsverläufe, gleichzeitig wissen wir, dass dies nicht die Regel ist und eine Heilung oftmals längerer Zeiträume und manchmal unterschiedlicher Behandlungsansätze bedarf. Nicht alle Patienten sind auch so konsequent in ihrer Verhaltensänderung wie diese Patientin, was eine besonders große Rolle bei einem naturheilkundlichen Ansatz spielt, der auf eigenem Üben beruht.

CE / MFS

Hinter dem Kürzel CE / MFS verbirgt sich »Myalgische Enzephalomyelitis / Chronic Fatigue Syndrom«, eine noch kaum erforschte, schwere Krankheit, die bereits 1930 in den USA beschrieben und seit 1969 von der WHO als neurologische

Erkrankung klassifiziert wurde. Bisherige Studien weisen auf eine neuro-endokrino-hormonell-immunologische Erkrankung mit deutlich gestörtem Energiestoffwechsel, Autoantikörpern und Durchblutungsstörungen hin. Depressionen oder Angsterkrankungen sind eine häufige Folge von ME/CDS und können zeitgleich auftreten. Mit geschätzten 650 000 Betroffenen im Jahr 2025 in Deutschland handelt es sich um keine seltene Erkrankung. Frauen sind dreimal so häufig betroffen wie Männer. Bis heute gibt es keine zugelassene und wirksame Therapie.

Es handelt sich um eine Erkrankung mit einem hohen Grad an Behinderung, Pflegebedürftigkeit und niedriger Lebensqualität, da die Patienten über extrem wenig Energie verfügen und nach geringster körperlicher oder geistiger Anstrengung vollkommen erschöpft und dadurch auch sozial stark isoliert sind.[100]

Kann Prānāyāma bei solch schwerwiegenden Krankheiten helfen?

Die ME/CFS-Betroffene Jana Petersen beschreibt höchst eindrucksvoll in ihrem Essay »Die Grenzen der Autonomie – Wie Post-Covid und ME/CF das Leben verändern«[101], in welcher Weise ihr der Atem im Umgang mit ihrer Erkrankung hilft.

»Atmen ist das kleinste Bewegungsmuster, das ich noch selbst gestalten kann. Atmen bleibt, wenn Denken zu anstrengend ist, Lesen zu grell, Fühlen zu viel. Pausen, in denen ich nichts tue, außer ruhig, tief und gleichmäßig zu atmen, bilden für mich eine Mikrostruktur der Autonomie. Ich plane und befolge sie akribisch. ›Der Atem, der uns alle vereint und verbindet, ist universell. Er schafft Gleichheit zwischen den Einzelkörpern‹, schreibt Jule Govrin. Für mich ist Atmen ein Moment jenseits von Produktivität oder Nützlichkeit, der mich im – wenn auch schmerzvoll – Jetzt verankert und mich mit mir selbst verbindet. Ich übe bewusstes Atmen seit Jahren.«

Auch wenn bisher keine Studien zur Behandlung von CE / MFS mit Prānāyāma vorliegen, zeigt dieser Einzelbericht, wie von schweren Erkrankungen Betroffene den Atem als Freiheitsraum und Ort der Selbstbestimmung erleben und für sich nutzen können. Es ist wünschenswert, dass noch mehr Betroffene von diesen Möglichkeiten erfahren und dementsprechend instruiert werden.

Es ist anzunehmen, dass einfache Prānāyāma-Übungen auch für andere Erkrankungen mit großen Einschränkungen der Autonomie äußerst hilfreich sind, weil sie den Betroffenen ein verfügbares und niedrigschwelliges Mittel gegen ihre Hilflosigkeit und Ohnmacht an die Hand geben.

ASTHMA

Asthma ist eine chronische Entzündungskrankheit der Atemwege, die auf ein komplexes Zusammenspiel von genetischen, umweltbedingten und lebensstilbezogenen Faktoren zurückzuführen ist. Asthma gilt als nicht heilbar, und die Behandlung erfolgt in der Regel gemäß den veröffentlichten Leitlinien. Mit ca. 400 Millionen Betroffenen weltweit gehört Asthma zu einer der häufigsten chronischen Erkrankungen überhaupt. Das Auftreten ist in den Industriestaaten in den letzten 30 Jahren gestiegen und zuletzt stabil geblieben. Es betrifft nun ca. 10% der Erwachsenen und 15% der Kinder. Es gibt eine genetische Disposition (»Britische Krankheit«). Die meisten Asthmatiker sind Atopiker mit allgemeiner Neigung zu Allergien, auch gegen Hausstaub und andere in der Umwelt normalerweise vorkommenden Allergene. Berufsassoziierte Stoffe, Passivrauchen und Atemwegsinfektionen sind Auslöser, ebenso wie starkes Übergewicht[102]. Asthma kann zu jedem Zeitpunkt auftreten, mit einem Häufigkeitsgipfel beim 3. Lebensjahr. In der Jugend wird Asthma bei vielen Betroffenen oft asymptomatisch, es kann aber jederzeit wieder zurückkommen. Wie bei vielen chronischen Erkrankungen wurden verschiedene alternative oder komplementäre Therapien ausprobiert. Unter diesen haben Yoga und Prāṇāyāma in den letzten Jahren größere Beachtung gefunden. Ein Hauptziel von Prāṇāyāma bei Asthma ist es, die Atmung zu synchronisieren und zu kontrollieren und so die Hyperventilation zu verringern. Darüber hinaus reduzieren sie Stress, Anspannung und Angst, wirken sich positiv auf das Verhalten aus, stärken das Immunsystem und verbessern die Kraft und Ausdauer der Atemmuskulatur, was für jeden Asthmapatienten hilfreich ist. Es gibt eine ganze Reihe von Studien,[103] darunter auch klinische Studien an Kindern mit Asthma, die gewisse positive Wirkungen festgestellt haben und eine Einbindung von Prāṇāyāma in die Standardversorgung von Kindern mit Asthma empfehlen.[104]

VORBEUGUNG VON ATEMWEGSINFEKTEN

Die Atemwege sind ein immunologisch sehr aktives Gewebe, da sie für Krankheitserreger aller Art ein willkommenes Einfallstor darstellen. Fangen der lymphatische Rachenring und die oberen Atemwege die einfallenden Erreger nicht bereits ab, so dringen sie tiefer in die unteren Atemwege ein und können Infektionen, wie z. B. Bronchitis oder Lungenentzündungen, verursachen. Die Frage, wie man sich am besten vor Atemwegsinfekten schützt, ist nicht erst seit Covid ein Thema. Insbesondere die Vorbeugung saisonal bedingter Erkrankungen in der dunklen und kalten Jahreszeit sind ein wiederkehrendes Thema, speziell für Menschen, die von Asthma oder COPD betroffen sind.

Tatsächlich gibt es gute Gründe dafür, warum uns eine verbesserte Atmung in Verbindung mit yogischen Maßnahmen vor Erregern schützen kann. An erster Stelle ist hier wieder die Nasenatmung zu nennen, wodurch die Luft effektiv gefiltert, erwärmt und mit Stickstoffmonoxid angereichert wird, welches auch antimikrobiell wirkt.

Grundsätzlich gilt zudem: Atemwege sollten immer feucht gehalten werden, denn dies verbessert ihren natürlichen Reinigungsmechanismus. Gut befeuchtete Flimmerhärchen sind deutlich aktiver und verflüssigen somit schneller festsitzenden Schleim. Das wiederum macht es der Lunge einfacher, Schleim – und damit Bakterien und Viren, die sich anheften möchten – zu lösen und abzuhusten. Dieser Vorgang wird auch mukoziliäre Clearance genannt, worunter die Selbstreinigung der Atemwege von Schleim und anderen eingeatmeten Partikeln verstanden wird. Yogische Nasenspülungen mit leicht gesalzenem Wasser helfen ebenfalls, das Nasenlabyrinth zu reinigen und zu befeuchten. Die unteren Atemwege werden vor allem durch ausreichendes Trinken und Inhalation von Wasserdampf befeuchtet. Regelmäßige Bewegung an der frischen Luft ist ebenfalls sehr wichtig, denn dies belüftet und durchblutet die Lungen in geeigneter Weise, die bei sitzender

Haltung in geschlossenen Räumen oftmals nur unzureichend versorgt werden. Tiefe Bauchatmung führt außerdem dazu, dass die Atemwege effektiv geweitet werden und eventuell festsitzender Schleim sich lösen kann.

Insgesamt fördert eine yogische Lebensweise einen gesunden Lebensstil: Ausreichende Bewegung, bewusste Atmung, Entspannung und Stressreduktion sowie ein Verzicht auf Genussmittel wie Rauchen reduzieren bereits einige Risikofaktoren, die das Immunsystem schwächen und zur Entstehung von Erkrankungen beitragen. Bakterien und Viren bevorzugen besonders schlecht belüftete Lungenbereiche. Bestimmte Atemtechniken, wie z. B. die vollständige Yoga-Atmung, *kapālabhātī* etc., führen zu einer verbesserten Lungenbelüftung, so dass sich Erreger wesentlich schlechter ansiedeln und ausbreiten können. Zudem wird die Atemmuskulatur trainiert und gestärkt. Yoga-Āsanas helfen dabei, den Brustkorb geschmeidig zu halten, was eine Voraussetzung für eine gute Ventilation der Lungen darstellt. Das Zusammenspiel dieser Effekte trägt maßgeblich dazu bei, Atemwegsinfekten vorzubeugen. Sollte es Sie dennoch mal erwischt haben, praktizieren Sie die oben genannten Empfehlungen für eine schnellere Regeneration.

PARKINSON

Im Evangelischen Krankenhaus Hattingen werden in der Abteilung für Neurologie und Komplementärmedizin Parkinson-Patienten mit einem integrativen Ansatz erfolgreich behandelt. Dabei kommen in der zertifizierten Parkinson-Spezialabteilung sowohl westliche Medizin, basierend auf modernsten wissenschaftlichen Erkenntnissen der Neurobiologie, als auch die 5000 Jahre alte Erfahrungsmedizin des Āyurveda zum Einsatz. Hier werden verschiedene Therapiemöglichkeiten in Form von Einzel- und Gruppenbehandlungen verordnet: Yoga und Meditation, Physiotherapie, Ergotherapie, Logopädie, psychologische Diagnostik und Begleitung, verschiedene Massageformen, therapeutische Güsse und Umschläge sowie ayurvedische Einläufe (*vasti*), Applikationen von Präparaten durch die Nase (*nasyam*) und gegebenenfalls Marma-Therapie.

Durch das große Engagement von Prof. Dr. H. Przuntek konnte diese Fachabteilung im Jahr 2009 etabliert werden. Derzeit leitende Ärztin ist Dr. Syzmanski mit ihrem deutsch-indischen Ärzt:innen-Team. Es werden jährlich 450 Parkinson-Patienten stationär behandelt.

Parkinson-Patienten leiden häufig unter Hypophonie (krankhaft leise, schwache und oft monotone Stimme), Dysarthrophonie (Sprechstörung durch Schädigung des Nervensystems) und Aphasie (erworbene Sprachstörung).

Um die Auswirkungen von Prānāyāma-Übungen auf die Beschwerden zu untersuchen, läuft im Augusta-Krankenhaus eine Pilotstudie. Die Patienten üben morgens vor einer weiteren Bewegungspraxis 15 Minuten Prānāyāma in Form von *nādī shodhana prānāyāma, bhrāmarī prānāyāma und kapālabhātī*. In den Jahren 2023 und 2024 nahmen jeweils 60 Patienten jährlich an der Intervention teil.

Die Wirkungen werden durch eine Logopädin nachuntersucht.

Als subjektiver Marker für eine verbesserte Sprechfähigkeit wird die Klangstärke beim Singen bestimmter Töne herangezogen. Die Steigerung der Atmungsfunktion lässt sich indirekt aus einer Verbesserung der subjektiven Belastbarkeit beim Treppensteigen in der Klinik ableiten.

Zukünftig soll es eine klinische Studie zu den Auswirkungen der Prāṇāyāma-Praxis bei Parkinson-Patienten geben, um belastbarere Aussagen über die therapeutische Relevanz treffen zu können.

LYMPHÖDEME

Das Lymphsystem ist einer der Wege, über den Flüssigkeit aus dem Zwischenzellraum in das Blut zurückfließen kann. Es leitet jene Zellen, Proteine und großen Partikel ab, die nicht von den Blutkapillaren abtransportiert werden. Ein Lymphödem entsteht, wenn die Funktion der Lymphgefäße aufgrund einer Blockade, einer starken Erweiterung oder eines Verlusts der Strukturen erheblich beeinträchtigt ist, dadurch wird Lymphflüssigkeit nicht mehr richtig abtransportiert und staut sich im Gewebe. Lymphödeme können anlagebedingt sein oder durch Operationen, Adipositas, Traumata, Entzündungen und Infektionen (Filariose) erworben werden. Letzterer Fall stellt die weltweit häufigste Ursache dar.

Es ist bekannt, dass die Atmung für das Herz-Kreislauf-System und die Regulierung des Venendrucks wichtig ist und folglich auch für das Lymphsystem. Die Hypothese einer wissenschaftlichen Arbeit[105] lautete, dass die zentrale Lymphdrainage durch Atemübungen erreicht werden könnte, indem kontrollierte Atmung in Verbindung mit der Anspannung der Bauchmuskulatur, des Zwerchfells und der Zwischenrippenmuskulatur, wie bei *bhastrikā*, Druckunterschiede sowohl im Bauch- als auch im Brustbereich erzeugt. Die Lymphe fließt bei der Einatmung in das Venensystem, während die Ausatmung den Lymphfluss aus den Extremitäten ermöglicht. Wenn gleichzeitig kräftige Bewegungen über dem Bauch durch Zwerchfell- und Bauchmuskeln eine maximale Lymphentleerung bewirken, könnte dies einen ungehinderten peripheren Abfluss ermöglichen. Die Erkenntnisse deuten darauf hin, dass Yoga-Atemübungen helfen könnten, die großen Venen des Brustkorbs in das Herz zu entleeren und die zentrale Lymphdrainage über den *Ductus thoracicus* (ein wichtiges Lymphgefäß im Brustraum) zu fördern. Wenn bewusst gesteuerte Atemübungen diese zentralen Lymphgefäße tatsächlich entleeren, könnte dies eine wichtige Maßnahme zur Förderung eines beeinträchtigten Lymphflusses sein. Demnach können Atemübungen eine kostengünstige, nachhaltige und jederzeit zugängliche Maßnahme zur Selbstversorgung bei Lymphödemen darstellen, die die Lebensqualität von vielen Betroffenen wesentlich verbessern könnte, insbesondere in Regionen, in denen kein Zugang zu manueller Lymphdrainage besteht.

RISIKEN UND NEBENWIRKUNGEN VON PRĀNĀYĀMA

Wenn Prānāyāma wirksam ist und verordnet werden kann, hat es dann auch Nebenwirkungen?

Alle Medikamente oder Interventionen, die Wirkungen haben, können auch potenzielle Nebenwirkungen haben, denn ansonsten wären sie in sich selbst wirkungslos. Die ersten

Warnungen zu Prānāyāma kommen tatsächlich aus den historischen Yogatexten selbst. So heißt es in der mittelalterlichen *Hathayogapradīpikā*:

»Wenn Prānāyāma richtig ausgeführt wird, vertreibt es alle Krankheiten. Eine unkorrekte Praxis jedoch begünstigt alle Krankheiten.«[106]

Und weiter, noch etwas deutlicher:

»Genau wie ein Löwe, ein Elefant oder ein Tiger nur allmählich gezähmt werden, so soll auch der Atem nur allmählich kontrolliert werden, langsam, sonst tötet er den Übenden.«[107]

Sind diese Hinweise wortwörtlich oder doch eher im übertragenen Sinne zu verstehen? Jedenfalls kommt in diesen Zeilen die Erkenntnis zum Ausdruck, dass der Atem etwas sehr Wirkungsvolles ist und es einer behutsamen Vorgehensweise bedarf, um nachteilige Nebenwirkungen zu vermeiden. Wir hatten dies bereits in den vorangegangenen Kapiteln betrachtet.

Was wissen wir nun aber aus Studien über die *adverse effects* (AE) bzw. *serious averse effects* (SAE) von Prānāyāma?

Für eine seriöse Einordnung von Prānāyāma braucht es auch diese Betrachtung.

Spontaner Pneumothorax

Eine Gruppe von Chirurgen aus dem Berkshire Medical Center in Pittsfield, Massachusetts, berichtete 2004 von einer 29-jährigen gesunden Frau, die sich mit einem spontanen Pneumothorax in der Notaufnahme vorstellte, der durch die Yoga-Atemtechnik *kapālabhātī,* auch »Feueratem« genannt, verursacht wurde. Als Pneumothorax wird das Zusammenfallen eines Lungenflügels bezeichnet, indem Luft in den Pleuraspalt eindringt, so dass dieser Teil der Lungen seine Tätigkeit nicht mehr ausüben kann. Die betroffene Person spürt die verminderte Sauerstoffversorgung in Form von Atemnot, Brustschmerz und Hustenreiz. Der Zustand ist ein akuter Notfall und muss sofort im Krankenhaus versorgt werden.

Dies ist der einzige bekannte Bericht über einen durch Prānāyāma verursachten spontanen Pneumothorax. Wenngleich viele Studien die verschiedenen physiologischen Vorteile der Yoga-Atmung aufzeigen, verdeutlicht dieser Fall, dass unerwünschte Nebenwirkungen auftreten können, wenn man die physiologischen Grenzen des Körpers überschreitet und sich selbst Gewalt antut.

Nebenwirkungen bei psychischen Erkrankungen

In Studien[108] mit Patienten mit diagnostizierten psychischen Störungen zeigte sich, dass unerwünschte Ereignisse häufiger bei schnellen als bei langsamen Atemtechniken auftraten.

Die Möglichkeit seltener Nebenwirkungen bestätigt, dass eine behutsame und langsame Vorgehensweise notwendig ist, um eine sichere Integration der Atemtechniken zu ermöglichen. Weitere Forschung und ein funktionierendes Reportingsystem zu möglichen Nebenwirkungen von Prānāyāma sind wünschenswert.

Die beste Medizin kann nur wirken, wenn sie eingenommen wird. Prāṇāyāma kann nicht einfach wie eine Tablette eingenommen werden, sondern muss als Verhaltenspraxis regelmäßig geübt werden. Dies stellt Anforderungen an die Patient:innen und erfordert Geschick und Kenntnis bei denjenigen, die diese Übungen vermitteln. Daher eignen sich Prāṇāyāma-Techniken grundsätzlich nur für diejenigen Patientengruppen, die für solch ein angeleitetes oder selbständiges Üben zugänglich sind.

Prāṇāyāma kann auch unabhängig von anderen Körperübungen praktiziert werden, die oft eine Hemmschwelle für eher körperferne Menschen darstellen. Durch Prāṇāyāma können sie jedoch an vielen segensreichen Wirkungen teilhaben.

ATMEN AUF REZEPT

Patient: »Doktor, ich fühle mich zurzeit irgendwie nicht wohl, weiß aber nicht genau, warum.«

Doktor: »Dann empfehle ich Ihnen, zweimal täglich 15 Minuten lang zu meditieren, 20 Minuten Atemübungen zu praktizieren, 30 Minuten lang Sport zu treiben, alle hochverarbeiteten Nahrungsmittel zu vermeiden, viel Bio-Gemüse und Obst zu essen, mehr Zeit in der Natur und weniger in Innenräumen zu verbringen, aufzuhören, sich über Dinge den Kopf zu zerbrechen, die Sie nicht kontrollieren können, und Ihr Handy liegen zu lassen. Kommen Sie in drei Wochen wieder.«

Wie wäre es, wenn wir zukünftig beim Arzt unseres Vertrauens anstelle von hochwirksamen, aber nebenwirkungsreichen Medikamenten auch solche Empfehlungen erhalten würden?

Legt unser Gesundheitssystem zu wenig Wert auf die Vorbeugung und Vermeidung von Krankheiten?

In Zeiten, in denen die Behandlung übertragbarer Erkrankungen in den Industrieländern nur noch eine untergeordnete Rolle spielt und wir es zunehmend mit nichtübertragbaren, lebensstilbedingten und zumeist chronischen Erkrankungen zu tun haben, kann Prānāyāma bei rapide steigenden Kosten im Gesundheitssystem eine kostengünstige Ergänzung und Alternative bei der Behandlung sein. Chronische Erkrankungen sind für ca. 80% der Krankheitslast in der EU verantwortlich und stellen die häufigste Todesursache dar. Viele Erkrankungen beruhen auf falschen Lebensstilentscheidungen. Die gute Nachricht: Durch einen gesunden Lebensstil (Ernährung, Bewegung, Stressreduktion, Atmung) kann der Entstehung chronischer Erkrankungen oftmals effektiv vorgebeugt werden.

Prānāyāma könnte also Teil eines neuen Medizinsystems werden, das Gesundheitsförderung, individualisierte Maßnahmen und Eigenverantwortung in den Mittelpunkt stellt und die Patienten aktiv in die Heilungsprozesse mit einbezieht. Wie wir in den vorangegangenen Kapiteln gesehen haben, können Atemtechniken bei weit verbreiteten Erkrankungen eingesetzt werden und uns dazu befähigen, für unsere Gesundheit selbst zu sorgen (Selbstfürsorge). Prānāyāma setzt dem allgemeinen Trend einer weiteren Medikalisierung nichtmedikamentöse Ansätze entgegen.

Angesichts zunehmender chronischer Erkrankungen und

wachsender struktureller Anforderungen an das Gesundheitswesen gewinnt dieser ganzheitliche Ansatz auch im medizinisch-wissenschaftlichen Diskurs hierzulande und weltweit an neuer Bedeutung. Zugleich befindet sich die wissenschaftlich fundierte Weiterentwicklung sowie die Anwendung in Kliniken, Arztpraxen, Yogatherapie-Einrichtungen und anderen Institutionen an einem richtungsweisenden Punkt, der besondere Aufmerksamkeit, Weitsicht und Engagement erfordert.

Um die größtmögliche Wirkung für die Behandlung somatischer als auch psychischer Erkrankungen zu erzielen, könnte die Atemtherapie in größerem Umfang sinnvoll in multimodale Therapiekonzepte eingebunden werden. Unter multimodaler Therapie (z. B. in der Schmerztherapie) versteht man einen ganzheitlichen, interdisziplinären Behandlungsansatz, bei dem verschiedene Maßnahmen synergistisch verbunden werden, um die Lebensqualität der Patienten zu verbessern und sie dazu zu befähigen, aktiv mit ihren Beschwerden umzugehen. Dies kann medizinische, psychologische, physiotherapeutische und eben auch atemtherapeutische Maßnahmen beinhalten.

Diese Möglichkeiten werden bisher noch unzureichend genutzt – entgegen vorhandener wissenschaftlicher Evidenz.

Transformation: Atmung als spiritueller Dünger

HÖHLENMENSCHEN IM HIMALAYA

Nordindien, Himachal Pradesh. Mein langjähriger Lehrer Dr. Shrikrishna und ich sind auf dem Weg zu einer historischen Einsiedlerhöhle, in der ein Yogi viele Jahres seines Lebens verbracht hat. Sie liegt im Kangra Valley, einen Tagesausflug südöstlich des Gebirgsortes Dharamsala, an dem sich auch die Residenz des derzeitigen 14. Dalai Lama befindet. Hinter der Ebene thront die mächtige Dhauladhar, die erste hohe Himalaya-Gebirgskette.

Die Höhle ist idyllisch umgeben von Wäldern aus duftenden Himalaya-Zedern. In der Nähe befindet sich die Anlage des *Dorzong Buddhist Monastery Institute*, das 2003 vom Dalai Lama eingeweiht wurde. Viele bunte Gebetsfahnen, die von tibetischen Mönchen zwischen den Bäumen aufgehängt wurden, flattern fröhlich im Wind. Die Sonne scheint, es ist ein milder Frühlingsjanuartag.

In der Höhle, die wir durch einen schmalen Gang betreten, schlägt uns vollkommene Dunkelheit entgegen, und wir können uns nur vorsichtig tastend voranbewegen. Kühl und feucht ist es, die Höhle ist in den nackten Fels geschlagen. Wer hat diese ausdauernde Arbeit mit einfachsten Werkzeugen geleistet, und wie lange mag das wohl gedauert haben?

In der Himalaya-Region gibt es unzählige solcher Höhlen,

in die sich Menschen seit Urzeiten für spirituelle Praktiken und Meditation zurückzogen, um Ruhe und inneren Frieden zu finden.

Am Ende des Ganges erreichen wir einen kleinen Schrein mit einer funzeligen Butterlampe.

Wir lassen uns auf einem rauen Teppich zur Meditation nieder. Ich schließe die Augen. In der vollkommenen Stille des massiven Felses fühle ich mich geborgen, mein Zeitgefühl löst sich auf, und ich tauche in eine große Ruhe ein. Als ich die Augen wieder öffne, haben sie sich etwas an die Dunkelheit gewöhnt, so dass ich das Ausmaß der Höhle besser erfassen kann. Es gibt noch einen kleinen Nebenraum, der vom Hauptgang abzweigt und den ich beim Betreten gar nicht bemerkt hatte. Mein Lehrer verneigt sich respektvoll vor dem Schrein, und wir verlassen schweigend die Höhle.

Hier also hat ein Yogi zu den Zeiten gelebt, in denen es weder Zentralheizung, Auto, Internet, Mobilfunktelefone, TikTok, WhatsApp, Antibiotika, Herz-Lungen-Maschine, KI noch sonstige Errungenschaften aller Art gab, die heute kaum aus unserem Alltag wegzudenken sind.

Was bewegte Menschen vor unserer schnelllebigen Zeit, sich für ein ganzes oder zumindest halbes Leben in die Einsamkeit der Berge und Wälder zurückzuziehen? Was haben sie in stiller Selbstversenkung gesucht und jahrelang in sich erforscht? Was haben sie gefunden, was wir heute nicht mehr zu finden bereit sind?

Diese Fragen gehen mir beim Verlassen der Höhle durch den Kopf. Von den Früchten der oftmals entbehrungsreichen Lebensumstände unserer Yoga-Vorfahren profitieren wir bis heute, indem sie die Erkenntnisse und Praktiken über viele

Generationen von Übenden verfeinerten und weiterreichten. Dadurch hat sich eine Essenz herausdestilliert, die für uns immer noch relevant ist.

A WANDERING MIND IS AN UNHAPPY MIND

»Alle Probleme der Menschheit rühren daher, dass der Mensch nicht ruhig in einem Zimmer allein sitzen kann.«
Blaise Pascal

Täglich gehen uns schätzungsweise 60 000 bis 80 000 Gedanken durch den Kopf.[109] In seinem Bonmot drückt der französische Mathematiker und Philosoph Blaise Pascal (1623-1662) die Erkenntnis aus, dass die Unfähigkeit zur Stille und Einkehr die eigentliche Ursache menschlicher Unruhe und vieler Probleme sei.

Viele philosophische und religiöse Traditionen weltweit lehren, dass Glück darin bestehe, im gegenwärtigen Moment zu leben. Viele Konzentrations- und Meditationspraktiken zielen deshalb darauf ab, dem Gedankenwandern zu widerstehen und »im Hier und Jetzt zu sein«. Leichter gesagt als getan. Die Traditionen legen auch den Schluss nahe, dass ein umherwandernder ein unglücklicher Geist ist.

»Im Gegensatz zu anderen Tieren verbringen Menschen viel Zeit damit, über Dinge nachzudenken, die nicht in ihrer unmittelbaren Umgebung geschehen, und über Ereignisse nachzusinnen, die in der Vergangenheit stattgefunden haben, in der Zukunft stattfinden könnten oder niemals stattfinden werden.« So beschreiben die Psychologen Matthew A. Killingsworth und Daniel T. Gilbert den Ausgangspunkt ihrer Studie[110], deren Ergebnisse sie 2010 im renommierten Wissenschaftsjournal *Science* veröffentlicht haben.

Sie kommen zu dem Schluss, dass ein »stimulusunabhängiges Denken« (also Denkvorgänge ohne ein vorangegangenes Ereignis) und ein »Gedankenwandern« die Standardbetriebsweise des Gehirns seien. Obwohl diese Fähigkeiten bemerkenswerte evolutionäre Errungenschaften seien, die es Menschen ermöglichen, zu lernen, zu denken und zu planen, verursachten sie hohe »emotionale Kosten«.

Um herauszufinden, wie hoch diese »emotionalen Kosten« tatsächlich sind, entwickelten sie eine App fürs Handy, mit der sie eine riesige Datenbank von Echtzeitberichten über Gedanken, Gefühle und Handlungen einer Vielzahl von Menschen während ihrer alltäglichen Aktivitäten erstellen konnten. Die Anwendung kontaktierte die Teilnehmer zu zufälligen Augenblicken während ihrer Wachzeiten, stellte ihnen Fragen und speicherte die Antworten unter www.trackyourhappiness.org. Mittlerweile umfasst die Datenbank mehr als eine Viertelmillion Einträge von etwa 5000 Menschen aus 83 verschiedenen Ländern im Alter von 18 bis 88 Jahren, die 86 Berufsgruppen repräsentieren. Die Auswertung ergab Folgendes:

- Gedankenwandern trat bei 46,9% aller Teilnehmenden auf.
- Die Gedanken schweiften bei fast jeder Art von Tätigkeit ab, außer in Momenten der Intimität und Zärtlichkeit.
- Menschen waren unglücklicher, wenn ihre Gedanken umherschweiften, als wenn sie auf eine aktuelle Aufgabe konzentriert blieben.
- Das Umherschweifen von Gedanken scheint eher die *Ursache* als die Folge von Unglücklichsein zu sein.

- Womit sich unsere Gedanken gerade beschäftigen, spielt für unser Glücksempfinden eine größere Rolle als das, was wir gerade tun.
- Die Fähigkeit, über Dinge nachzudenken, die nicht geschehen, ist also eine kognitive Leistung, die mit emotionalen Kosten verbunden ist.

Weitere Studien verknüpfen das Gedankenschweifen mit dem »Default Mode Network« (DMN), einer Art evolutionär bedingter »Grundeinstellung« des Gehirns, die zwar einerseits Kreativität und Zukunftsplanung fördert, andererseits aber auch unsere Leistung mindern und zu Unzufriedenheit führen kann.

Die Konzentration auf den gegenwärtigen Moment zu richten, oftmals als Achtsamkeit bezeichnet, wird im Gegensatz dazu mit höherem Glücksempfinden assoziiert.

Lohnt sich also die Bemühung, den Geist durch Übung ruhig werden zu lassen? Welche Rolle kann der Atem dabei spielen? Und kann man über den Atem noch zu anderen Einsichten und Erfahrungen gelangen?

DAS TOR ZUR MEDITATION

»Der Atem ist das Pferd, der Gedanke der Reiter.«
Tibetische Weisheit

Wäre es nicht schön, eine größere innere Ruhe zu erleben, weniger besorgt und ängstlich zu sein, in herausfordernden Zeiten gelassener zu bleiben und sich insgesamt glücklicher und zufriedener zu erleben? Weniger den Höhen und Tiefen eines schwankenden Gemütes ausgesetzt zu sein, mit alltäglichen Anforderungen besser umgehen und den gegenwärtigen Moment genießen zu können?

Viele Menschen wünschen sich das, stellen aber oftmals schnell ernüchtert fest, wie ihr wandernder, unruhiger Geist dieses Ziel vereitelt, denn ganz so einfach ist die Sache nicht.

Im Yoga und anderen Übungstraditionen stellt deshalb die Atemschulung eine bewährte Hinführung zur Sammlung des »Affengeistes« dar, der wie ein unruhiger Affe immer umherschweifen muss. Auch wenn dies in der Natur des Geistes zu liegen scheint, kann er durch eine Verlangsamung und Lenkung des Atems ruhiger und gesammelter werden:

»Bei unruhigem Atem ist der Geist unruhig. Ist der Atem ruhig, ist es auch der Geist. Der Yogin erlangt Beständigkeit. Deshalb halte man den Atem fest.«[111]

Ebenso wenig wie ein schnelles Fahrzeug plötzlich zum Stillstand kommt, wird auch das innere Erleben nicht von jetzt auf gleich ruhig und friedlich sein. Aber durch Übung kann sich die Geschwindigkeit allmählich reduzieren. Prāṇāyāma ist der *Speedbreaker*, der die unruhige, geistige Aktivität schrittweise abbremst. Von Atemzug zu Atemzug.

Denn während sich der Geist unserer direkten Kontrolle entzieht und nur schwer zähmen lässt, ist der Atem für eine Beeinflussung gut zugänglich. Es ist eine grundlegende Beobachtung in den Übungstraditionen, dass sich der Atem im Rahmen gewisser Grenzen willentlich steuern lässt und damit wünschenswerte Veränderungen einhergehen. Er ist der *missing link* zwischen körperlicher und geistiger Verfassung, das Scharnier zwischen Physiologie und Psychologie. Ein guter Diplomat, der den Übergang von dem einen in den anderen Modus vermittelt.

Wie wir in den vorangegangenen Kapiteln schon gesehen haben, wirkt sich eine verlangsamte und entspannte Atmung neuromodulierend aus: Die Herzfrequenz wird gesenkt, mit der *relaxation response* gehen die Stresshormone zurück, der Blutdruck sinkt, es gibt insgesamt einen Übergang von sympathischer zu parasympathischer Aktivität und damit eine Veränderung im inneren Erleben vom archaischen Überlebensmodus mit Tunnelblick hin zu einer entspannteren und geweiteten Wahrnehmung im Ruhemodus, in dem auch Regeneration und Verdauung stattfinden können.

Dies erklärt im Umkehrschluss, warum es uns so schwerfällt, in Zeiten von Stress und Anspannung zu meditieren, den Geist offen zu halten und nachhaltige Entscheidungen zu treffen. Unsere zugrunde liegende physiologische und psychologische Ausstattung lässt es dann einfach nicht zu, denn sie ist auf Überleben ausgerichtet. Oftmals tun wir obendrein Dinge, die nicht wirklich hilfreich sind, essen Ungesundes und meist zu viel davon, sind reizbar, unfreundlich und für alle möglichen Irritationen empfänglich.

Meditation ist hingegen der Prozess, bei dem wir lernen, die Unbeständigkeit der Gedanken- und Gefühlsfluten durch die Lenkung der Aufmerksamkeit auf ein bestimmtes Thema zu bändigen. Dies ist ein Vorgang von Konzentration, in der wir eine längere Zeit verweilen können, während störende Gedanken allmählich an Einfluss verlieren. Die Atemschulung selbst bildet einen Konzentrationsfokus und vermehrt die Konzentration durch die mit ihr einhergehenden bereits zuvor genannten physiologischen Effekte.

Es vollzieht sich ein Übergang von *mind full* zu *mindful*, vom überladenen und zerstreuten zum gesammelten und achtsamen Geist.

Mit der Zeit erkennen wir auch, was unseren Geist unruhig werden lässt, was uns immer wieder besorgt und ängstigt, worin angemessene und unangemessene Bedürfnisse bestehen und was uns letztlich davon abhält, Ruhe und inneren Frieden zu erfahren. Vor allem entwickelt sich ein tiefergehendes Verständnis davon, nach welchen Gesetzmäßigkeiten der Geist selbst arbeitet und welche Mechanismen es sind, die immer wieder für Störungen und Unruhe sorgen, die wir im Alltagstrubel oftmals für ganz normal und unvermeidlich halten. Solange wir im Räderwerk unseres Geistes gefangen bleiben, reproduzieren sich immer nur dieselben Muster, die uns unfrei machen und leiden lassen.

In dieser Wandlung offenbart sich dann auch eine neue Dimension von Gesundheit und Heilung. Denn wenn wir von Prāṇāyāma als Teil des Yoga sprechen, sollten wir Folgendes immer im Hinterkopf behalten: Menschen praktizierten solche Übungen über die Jahrhunderte nicht, um eine Leistungssteigerung und Selbstoptimierung gemäß heutiger Maßstäbe zu erreichen, sondern um eine tief gehende innere Transformation anzustreben.

Von einem »Quengelgeist« zu einem »Freigeist«, also von einer Geistesverfassung, deren Arbeitsweise darin besteht, überall Probleme und Konflikte zu erzeugen und sich selbst immer wieder einzuengen, hin zu einer Verfassung, in der wir freier werden von den Automatismen der Konditionierungen und Muster, die unser Denken, Fühlen und Handeln bestimmen, verläuft die Reise zu einem höheren Grad innerer Freiheit.

Dies bildet die DNA der Yogapraxis, deren Zuarbeit die Atemschulung leistet: ein innerlich befreiter Mensch zu werden und das eigene Potenzial zu verwirklichen, woraus sich Sinn, Orientierung, Halt, innere Freiheit und Unabhängigkeit ergeben können, was auch dem Wunsch vieler Menschen entspricht.

Dr. Shrikrishna versteht Prānāyāma- und Meditationspraxis als einen Weg zu einem sinnvollen, erfüllten Leben und beschreibt es folgendermaßen:

»Durch die intensivierte und verfeinerte Sensibilität sowie durch das vertiefte Bewusstsein, das sich aus der Yoga-Praxis entwickelt, ist man in der Lage, das gesamte Feld der pranischen Aktivität in den Bereich des Bewusstseins zu heben, und dadurch können wir lernen, diese Aktivitäten in der gewünschten Weise zu regulieren. (…) Dies führt zu einer vollständigen Transformation des individuellen Bewusstseins, durch die wir unseren eigenen inneren Zustand als nichts anderes als das klare und bedingungslose Bewusstsein erfahren können, das nicht durch die Konzepte von Zeit und Raum getrübt ist. Dies ist das ultimative Ziel jeder yogischen Praxis. (…) Yoga-Methoden sind nicht als Sofortlösung für verschiedene Probleme Ihres eigenen Lebens gedacht. Die Fähigkeiten, die Sie durch diese Praktiken erlernen können, müssen auf den Rest Ihrer Existenz übertragen und in alle anderen Aspekte Ihres Lebens integriert werden. Dies ist der Weg, auf dem Sie beginnen können, Ihr Leben auf sinnvolle Weise zu leben.«[112]

Wir haben bereits erfahren, dass Prānāyāma zu den Techniken des Yoga gehört, die auf physiologischer und psychischer Ebene dabei behilflich sind, Ruhezustände zu induzieren. Der Atem als Objekt der Betrachtung im Übungsprozess bildet selbst einen Fokus für die geistige Aktivität und lehrt die Übenden eine Sammlung auf den gegenwärtigen Moment – von Atemzug zu Atemzug. Tatsächlich vollzieht sich auch unser Leben von Atemzug zu Atemzug, und in dem Moment, in dem wir unsere Aufmerksamkeit auf den Atem ausrichten, verbinden wir uns mit dieser unmittelbaren Gegenwärtigkeit. Dieser Prozess, in dem ein Abschweifen der Gedanken erfahrbar reduziert wird, vollzieht sich in Schritten.

In den Yogatexten[113] werden viele verschiedene Meditationsthemen vorgestellt, aber das essenzielle Thema der Meditation bleibt immer noch die Frage »Wer bin ich?«.[114]

In Zeiten steigender beruflicher und gesellschaftlicher Anforderungen ist Meditation keine Methode der Selbstoptimierung, keine billige Gemütsberuhigung um des lieben Friedens willen, kein Quietismus oder Eskapismus von den drängenden Fragen unserer Zeit, sondern ein Weg tief gehender Selbsterforschung mit dem Ziel größerer innerer Klarheit, mehr Herzenswärme und Weisheit. Meditation ist ein Weg zur Erlangung des Wissens darüber, was uns unfrei macht und leiden lässt und was uns die Erfahrung einer größeren inneren Freiheit ermöglicht. Dieser Prozess benötigt Wachheit und Ruhe, die durch Atemübungen bereitgestellt wird.

Wer schon einmal versucht hat zu meditieren, wird festgestellt haben, wie schnell der Geist zu wandern beginnt und wie schnell man müde wird oder die Praxis an den Nagel hängen will. Es braucht viel Energie, um diesen Weg zu gehen.

Prāṇāyāma bedeutet Ausweitung der Energie. Die Energie befähigt uns dazu, den unruhigen Geist ruhiger werden zu lassen. Es entsteht eine innere Stille, die uns durch die vielen unruhigen, äußeren Ereignisse hindurch trägt und einen festen Grund gibt.

Prāṇāyāma ist also keine Art indischer Religiosität oder Magie, sondern ein alltagsnaher Weg, der es uns ermöglicht, die eigene Wahrnehmung zu schärfen und unser Bewusstsein für feinere Erfahrungen und komplexere Zusammenhänge zu sensibilisieren. Erst wenn es gelingt, die erworbenen Fähigkeiten wirklich in den Alltag zu transferieren, kann daraus ein Verständnis eines gelingenden und sinnvollen Lebens hervorgehen.

ERFAHRUNGEN SIND MESSBAR

Aber sind solche Effekte rein subjektiver Natur oder auch wissenschaftlich erfassbar und darstellbar?

Aus pragmatischen Gründen erstrecken sich viele wissenschaftliche Interventionen meist immer nur über drei Monate, gefolgt von einer mehrmonatigen Nachbeobachtungszeit. Welche Wirkungen ergeben sich aber, wenn Menschen über längere Zeiträume üben? Welche Aussagen können wir darüber treffen, zumal Übende ja oftmals über viele Jahre Yoga, Prāṇāyāma und Meditation praktizieren? Was wissen wir also aus der Forschung über nicht nur kurzfristige Effekte, sondern auch über die langfristigen Wirkungen?

ENTWICKLUNG VON SPIRITUALITÄT BEI INTENSIV YOGA-PRAKTIZIERENDEN

In einer Studie[115] mit insgesamt 455 Teilnehmenden in Deutschland und Österreich wurde untersucht, welche Effekte intensiv Yoga-Praktizierende (362 Teilnehmer:innen) im Vergleich zu einer Kontrollgruppe aus Gymnastikpraktizierenden (93 Teilnehmer:innen) in Bezug auf psychische Gesundheit erfahren. Es zeigte sich[116], dass bei den Yoga-Praktizierenden mit hohem Engagement ein signifikant höheres Maß an Achtsamkeit und religiösem bzw. spirituellem Wohlbefinden sowie geringere psychiatrische Symptome wie Depressionen vorhanden waren. In Übereinstimmung mit der Literatur kann Yoga-Praxis den größten Einfluss auf die psychische Gesundheit haben, wenn sie auch ein Teil der Weltanschauung von Praktizierenden ist.

In derselben Studie[117] berichteten die Teilnehmenden ebenfalls von einer Zunahme von Hoffnung und Zuversicht, einer Erfahrung von mehr Sinn und Bedeutung im Leben und der Erfahrung von Verbundenheit und Flow.

Die Teilnehmer einer Studie[118] mit intensiv praktizierenden Ashram-Bewohnern erlebten eine tief gehende Bewusstseinsveränderung, aus der dauerhafte Lebensveränderungen folgten. So berichteten sie zum Beispiel, dass sie eine neue Wirklichkeit wahrnähmen oder sich ihre Persönlichkeit positiv verändert hätte. Einige sprachen davon, dass die Erfahrungen zu einer Veränderung in ihrem Leben geführt, sie eine Erfahrung von Einheit und Verbundenheit gemacht hätten und sich nun im Kontakt mit dem Göttlichen oder Spirituellen fühlten. Wie kommen solche Veränderungen zustande, und was bedeutet das für den Alltag?

SCHRITTWEISE TRANSFORMATION

Dr. Sat Bir Singh Khalsa, Professor an der Harvard Medical School und Direktor verschiedener Yoga-Forschungsinstitute, beschreibt die Veränderungen, die durch eine Übungspraxis hervorgerufen werden, in drei Phasen[119]:

Verringerung der Erregung und Entwicklung von körperlichem und geistigem Wohlbefinden

Wenn wir uns in einem Zustand hoher Erregung (»Distress«) befinden, in dem der Sympathikus die Führung innehat und unsere Wahrnehmung verengt ist (»Tunnelblick«), kommt uns der Blick für das Ganze abhanden, weil alles nur aufs Überleben ausgerichtet ist. Eine kontinuierliche Praxis sorgt dafür, dass diese sympathische Erregung reduziert wird und körperliches und geistiges Wohlbefinden (»Entspannung«) vermehrt erfahrbar werden, so dass sich auch der Blick wieder weiten kann.

Entwicklung von Körperbewusstsein, Resilienz und Selbstregulierung

Durch eine fortgesetzte Praxis entsteht allmählich ein besseres Körperbewusstsein, so dass Empfindungen wahrgenommen und eigene Bedürfnisse deutlicher erkannt werden. Dadurch, dass Bedürfnisse angemessen erfüllt oder auch bewusst zurückgestellt werden können, entsteht die Fähigkeit zur Selbstregulierung und einer guten Selbstwirksamkeit.

Menschen erleben sich als weniger fremdbestimmt und können ihren eigenen Zustand und ihre Verhaltensweisen den jeweiligen Erfordernissen anpassen. Es ergibt sich Resilienz und Widerstandskraft, die dabei helfen, auch mit den Widrigkeiten und Hindernissen des Lebens souveräner umzugehen.

Psychologische und philosophische Transformation

Nachdem sich physiologische Gegebenheiten geändert haben, entsteht sukzessive eine psychologische und philosophische Transformation. Die Art und Weise, wie wir auf Dinge schauen, wie wir Entscheidungen treffen, ändert sich – insgesamt unser Verständnis von Werten und die Bedeutung von Situationen oder Menschen. Hier wird die Praxis nicht mehr nur als hilfreiche Entspannungsmethode im stressigen Alltag empfunden, sondern bewirkt eine grundlegende Veränderung der Selbst- und Weltwahrnehmung.

STILL WERDEN

> »Denn der Raum, in dem der Geist seine Flügel öffnen kann, das ist die Stille.«
>
> Antoine de Saint-Exupéry

Wenn wir lernen, mithilfe von Atempraxis innezuhalten und die Abstände zwischen den Gedanken größer werden, dann offenbart sich eine innere Stille, die sich unabhängig von äußeren Ereignissen einstellt.

In meinen Kursen und Retreats erlebe ich es immer wieder, wie im Lauf der Übungspraxis so eine besondere Stille einkehrt, wie sie im Alltag oft in Vergessenheit geraten ist. Manche Teilnehmer:innen empfinden die Stille wie einen Schmetterling, der zu ihnen kommt und sich auf ihre Schulter setzt. Andere beschreiben diesen Zustand, als ob sie in einer tief eingeschneiten Berghütte wären und die Welt rundherum ganz ruhig geworden wäre.

Inmitten eines tosenden Meeres von Gedanken, Gefühlen, äußeren und inneren Ereignissen, Weltveränderung und Disruption, dem wir tagtäglich ausgesetzt sind, ist die Fähigkeit, innere Stille erfahren zu können, etwas sehr Kostbares. Als Frucht der Übungspraxis verwandelt sie schrittweise das Leben. Stille zu kennen und in den wesentlichen Momenten im Leben still sein zu können, ist eine bemerkenswerte Fähigkeit: Große Freude, Geburt, Tod, Krankheit, Leid, Unglück und Missgeschick anderer Menschen bedürfen keiner Kommentare, sondern erfordern eine stille, achtsame Präsenz und gegebenenfalls Worte des Trostes.

In der Stille ergibt sich ein Raum zwischen Reiz und Reaktion. Das eröffnet die Freiheit, heilsame Entscheidungen für sich und andere treffen zu können und sich verbunden zu fühlen.

ERFAHRUNG VON VERBUNDENHEIT

»Wenn man versteht und fühlt, dass man schon in diesem Leben an das Grenzenlose angeschlossen ist, ändern sich Wünsche und Einstellung. Letzten Endes gilt man nur wegen des Wesentlichen, und wenn man das nicht hat, ist das Leben vertan.«

C. G. Jung

Klassischerweise bilden in vielen spirituellen Traditionen Atemübungen, Schweigen, Fasten und Beten die Methoden der Verinnerlichung, um einen Weg von der lärmenden Außenwelt zu einem inneren Erleben zu bahnen, das Bewusstsein zu weiten, das Herz zu erheben und die Ichbezogenheit, die uns von der Erfahrung der Ganzheit (»Verbundenheit«) trennt, zu überwinden. Wenn der Atem still wird, lässt die innere Getriebenheit nach, und es kehrt eine große Ruhe ein, die uns in Verbindung bringt mit der Ganzheit des Lebens.

»In der Stille können wir unsere tiefe Verbundenheit mit allem wahrnehmen.«[120]

In einer Zeit, in der alles auseinanderzufallen scheint, ist die Erfahrung von Verbundenheit ein Mittel gegen Zerfall, Spaltung und Zerstörung, gegen Konflikte und Kriege.

Warum sehen wir so oft nur das Trennende? Wie erzeugt unser Geist diese Illusion von Trennung? Warum fällt es uns so schwer, das Verbindende zu erkennen? Das sind Fragen, die es im Inneren zu erforschen lohnt und für die es eine Stille im tosenden Gedankenmeer braucht.

Sich mit Atem, Körper und Geist zu verbinden, führt zur Erfahrung der Verbundenheit. Mystiker berichten oftmals von der Erfahrung eines totalen Verbundenseins mit dem großen Lebensstrom und spüren sich selbst als Strom im Flussbett des Lebens.

Das Trennende entsteht durch die vielen Gedankenaktivitäten, denn der Geist definiert, grenzt ein und grenzt aus, beurteilt, bewertet, mag oder mag nicht, lehnt ab und schubladisiert alles.

An der Wurzel aller Konflikte steht das trennende Ich-Bewusstsein. Wenn Stille im Geist entsteht, kann auch das Wirken derjenigen Instanz im Inneren erkannt werden, die diese Art von Trennung generiert, und eine Erfahrung der Verbundenheit wird ermöglicht: Yoga – ein Weg vom Trennungsbewusstsein zum Bewusstsein der Verbundenheit.

Spiritualität bedeutet demnach, über sein eigenes, begrenztes Ego hinauszuwachsen und sich als Teil eines größeren Ganzen zu erfahren. Unsere Selbstbezogenheit trennt uns von der Erfahrung der Verbundenheit und macht uns klein und isoliert. Je weniger wir uns verbunden fühlen, desto mehr Angst entsteht vor dem, wovon wir getrennt sind und vor dem wir uns wiederum schützen müssen. Innere Stille und Verbundenheit befinden sich im Zentrum dieses Prozesses, und der Atem ist der Dünger für diese Entwicklung.

Albert Einstein formulierte es folgendermaßen:

»Das Schönste und Tiefste, was der Mensch erleben kann, ist das Gefühl der Verbundenheit mit dem Unaussprechlichen. In diesem Sinne bin ich religiös.«

Verbundenheit

SINNVERLUST UND SPIRITUELLE NOT

Das Vakuum, das durch den Niedergang konfessioneller Religiosität und die Entwicklung eines konsumorientierten Lebensstils in der westlichen Welt entstanden ist, hat eine große spirituelle Bedürftigkeit hervorgebracht, die auch die Segnungen der Konsumgesellschaft nicht hat lindern können. »Das Spirituelle«, das sind die tieferen Zusammenhänge in der Welt, in die wir als Menschen eingebettet sein möchten und uns in Resonanz erfahren wollen. Mögen die Tempel der Handy-Hersteller noch so groß sein und die Präsentationen aller Technik-Neuheiten noch so messianisch zelebriert werden – sie können niemals das Bedürfnis nach Sinn, Liebe und einem erfüllten und reichhaltigen Leben stillen, nach dem Menschen durch alle Jahrhunderte immer auf der Suche waren.

Wenn die innere Sehnsucht nach einem schöpferischen Dasein, Freude und innerem Erfülltsein zu wenig gestillt wird, kann der Verlust von Sinn und Orientierung in ein Gefühl von Verlassenheit, Verzweiflung, Aggression und Destruktion umschlagen und alles mit sich in den Abgrund reißen. Werterelativismus, Rassismus, Frauenfeindlichkeit, Entmutigung,

Nihilismus, Verfall, Krisen und Kriege sind nur einige Folgen dieser Entwicklung.

Man kann die Polykrisen unserer Zeit als den Ausdruck eines großen Orientierungs- und Sinnverlustes betrachten, an dessen Basis eine spirituelle Not sitzt. Die Unkenntnis dessen, was man im tiefsten Inneren ist, führt zu einer Heimatlosigkeit des Menschen und infolgedessen zur Unfähigkeit, dieses begrenzte Leben hier auf der Erde gemeinsam gut zu gestalten.

SÄKULARE SPIRITUALITÄT UND ETHIK

Die aktuelle Situation schreit förmlich nach einer säkularen Spiritualität[121], die den Menschen wieder von innen heraus erneuert und Grundlagen für ein gelungenes Leben vermittelt, die aus gelebter Erfahrung heraus entspringen.

Der deutsch-amerikanische Philosoph Hans Jonas (1903-1993) schreibt in seinem Vorwort zum Buch *Das Prinzip Verantwortung*[122]: »Der endgültig entfesselte Prometheus, dem die Wissenschaft nie gekannte Kräfte und die Wirtschaft den rastlosen Antrieb gibt, ruft nach einer Ethik, die durch freiwillige Zügel seine Macht davor zurückhält, dem Menschen zum Unheil zu werden.« Aber woher kommt diese Ethik?

Längst geht es nicht mehr nur um uns, aber wir sind die Ursache des Übels und müssen daher lernen, das Übel in uns zu begrenzen, weil es sonst zum Unheil wird. Es gibt kein Glück und keine Gesundheit nur für uns allein, sondern immer nur im Zusammenspiel mit den politischen, ökonomischen, sozialen und den natürlichen Systemen des Planeten, von denen auch die Existenz unserer menschlichen Zivilisation abhängig ist. Während traditionelle und indigene Wissenssysteme diese gegenseitige Bedingtheit schon seit jeher beschreiben, so finden diese Erkenntnisse als *planetary health* oder *one health* auch im westlichen Denken allmählich ihre Aufmerksamkeit.

Da wir als Menschen im Anthropozän die Fähigkeit entwickelt haben, die lebendigen Zusammenhänge zu (zer)stören, welches Bewusstsein ist dann jetzt Not-wendig, um heilsam und verbindend zu wirken, dementsprechend zu leben und verantwortungsvoll zu handeln? Welche Ideen und Konzepte gibt es im Yoga und Āyurveda, und wie können wir sie mit Leben erfüllen? Wie können wir als atmende Wesen dazu beitragen, ein heilsames Weltverhältnis zu leben und unsere natürlichen Lebensgrundlagen zu beschützen? Welcher Natur muss das Heilmittel sein, und welche Rolle spielt eine säkulare Spiritualität darin?

SPIRITUELLE GRUNDHALTUNGEN

Der Sinn spiritueller Übungspraxis besteht darin, einen Weg vom selbstbezogenen Trennungsbewusstsein hin zu einem Bewusstsein der Verbundenheit aller Dinge zu bahnen, woraus spirituelle Grundhaltungen hervorgehen, wie sie in verschiedenen Übungstraditionen durch Innenschau entwickelt wurden und ihren Ausdruck gefunden haben.

Yoga beschreibt einige Werte (*yama* und *niyama*) und zählt sie zu den Maßnahmen, um die Störungen im unmittelbaren Lebensumfeld weiter zu beruhigen: Nicht-Schaden, Wahrhaftigkeit, Genügsamkeit, Konzentration auf das Wesentliche,

Mäßigung, Läuterung, Gelassenheit, Disziplin, Innenschau, Hingabe.

Ich werde an dieser Stelle nicht weiter auf diese yogischen Tugenden eingehen, denn dazu gibt es bereits zahlreiche Kurse, Bücher und Internetbeiträge.

Wichtig in diesem Zusammenhang ist zu verstehen, dass spirituelle Werte nicht von außen aufgetragene Werte oder eine gesellschaftliche Moral darstellen, sondern sich als lebendige Ethik aus dem eigenen Inneren ergeben, der sich Menschen verbunden fühlen und die in ihrem alltäglichen Handeln zum Ausdruck kommen.

Einige spirituelle Grundhaltungen möchte ich hier exemplarisch nennen, die sich aus der Atempraxis ergeben können und für ein zukünftiges Zusammenleben wichtig sein könnten:

HERZENSBILDUNG

> »Früher dachte ich, dass die größten Umweltprobleme der Verlust der Artenvielfalt, der Kollaps der Ökosysteme und der Klimawandel wären. Ich dachte, 30 Jahre gute Wissenschaft könnten diese Probleme angehen. Ich habe mich geirrt. Die größten Umweltprobleme sind Egoismus, Gier und Gleichgültigkeit, und um mit ihnen fertig zu werden, brauchen wir einen kulturellen und spirituellen Wandel. Und wir Wissenschaftler wissen nicht, wie man das macht.«

Gus Speth[123]

Dieses Zitat von Gus Speth, Professor für Umweltpolitik und Nachhaltige Entwicklung an der Yale University, verdeutlicht, dass die größten Herausforderungen nicht im Bereich, sondern außerhalb der Wissenschaften liegen. Sie sind vor allem in der Funktionsweise des menschlichen Geistes zu suchen.

Die Krisen unserer Zeit können nicht (allein) durch mehr Technik und künstliche Intelligenz, sondern vor allem auch durch Techniken der Verinnerlichung und Zwischenmenschlichkeit gelöst werden.

Statt uns mit der sogenannten KI wissentlich in eine neue Unmündigkeit zu begeben, sollten wir uns auf die Fähigkeiten besinnen, die uns von Maschinen unterscheiden und zum Menschsein befähigen: Verkörperung, Emotion, Atmung und ein warmes, mitfühlendes Herz.

Mit unserem Bildungssystem haben wir bisher vorrangig auf eine Geistesschulung im Sinn der Förderung von Intelligenz und kognitivem Wissen fokussiert. Aber wie kann es sein, dass trotz unzähliger Universitäten, Bildungseinrichtungen, Museen so viel (oder mehr denn je) Gewalt, Krieg und Primitivität in der Welt sind? Wofür verwenden wir unsere sogenannte Intelligenz? Und wofür werden wir zukünftig die noch weitreichenderen Möglichkeiten der KI benutzen?

Wir verfügen heute noch immer über dieselben physiologischen und psychischen Betriebsmodi wie die Steinzeitmenschen, werden von denselben simplen Mechanismen gesteuert – nur die Art der Waffen und deren Letalität hat sich vervielfacht.

Was zunehmend fehlt, ist die sogenannte Herzensbildung[124]. Im Duden der deutschen Sprache wird Herzensbildung als »durch Erziehung erworbener Besitz einer reichen und differenzierten Gefühls- und Empfindungsfähigkeit« umschrieben. Der Begriff Herzensbildung meint die Förderung emotionaler Qualitäten wie Empathie, Mitgefühl, Freundlichkeit, Taktgefühl, Rücksichtnahme, Wertebewusstsein, soziale Verantwortung und die Fähigkeit, auch auf das Gute für andere zu achten. Im Gegensatz zu Bewertung, Konkurrenz, Wettbewerb, Misstrauen, Angst und Verarmung von Zwischenmenschlichkeit meint Herzensbildung die Entwicklung einer inneren Reife, die hilft, mit sich selbst, anderen Menschen und Lebewesen achtsam und respektvoll umzugehen – eine innere Transformation, zu der die Atemschulung beitragen und eine spirituelle Wirkkraft entwickeln kann.

> »Man sieht nur mit dem Herzen gut. Das Wesentliche ist für die Augen unsichtbar.«
>
> Antoine de Saint-Exupéry

EINSICHT IN DIE EIGENE BEGRENZTHEIT

Wenn es durch Innenschau gelingt, die eigene Begrenztheit und Selbstbezogenheit wahrzunehmen, entstehen Bescheidenheit und Demut vor dem großen Ganzen, der Schönheit der Natur und den Leistungen anderer. Es vermittelt auch eine Einsicht in die relative Nichtigkeit all unserer Bemühungen. »*Vanitas vanitatum et omnia vanitas*«[125] ist eine Mahnung an unsere Eitelkeit, die uns als selbstbezogene Wesen entlarvt.

Das Sokratische »Ich weiß, dass ich nicht weiß« wäre ein Anfang gegen die menschliche Hybris: Zweifel zulassen an der Richtigkeit »meiner« Weltwahrnehmung, »meiner« Überzeugungen und »meiner« Meinungen. Die Bereitschaft, sich selbst infrage zu stellen und gegebenenfalls das eigene Selbstbild zu korrigieren, erfordert immer etwas Mut.

Im Yoga ist es das Wissen um die subtile Aktivität von *avidyā*[126], der Verwechslung, dem Missverständnis, der Unwissenheit, der Ignoranz, die sich ständig einschleichen und unsere Wahrnehmung trüben können. Etwas Demut kann zum produktiven Staunen über die Welt werden, in der wir leben.

Mögen die neuesten Bilder aus der Raumfahrt, die uns die Rückseite des Mondes und entfernte Galaxien zeigen, uns auch dabei helfen, unsere eigenen Schattenseiten besser zu erkennen und die Unendlichkeit in jedem Wesen zu respektieren lehren, so dass auf dem Nährboden der Selbstlosigkeit neue Triebe von Verbundenheit wachsen können.

WANN IST GENUG GENUG?

Gier gilt in vielen Traditionen und Religionen als großes Übel, das Unheil anrichtet, unsere Seele, die Beziehungen und Umgebung verwüstet. Das hat Menschen jedoch nie davon abgehalten, selbst gierig zu sein, weil Gier ein sogenanntes *klesha*[127] ist, also eine tiefsitzende, leidverursachende Tendenz in uns, die der Yoga *raga* nennt.

Der buddhistische Lehrer Thích Nhất Hạnh bezeichnet unerfüllte Menschen als *hungry ghosts*[128], immer gierig nach Anerkennung, weil sie von ihren Familien und der Gesellschaft emotional nicht genährt wurden und daher wenig Resonanz und Kommunikation erfahren. Ohne Wurzeln und Vertrauen in ihre Familien, ohne Glauben, ärgerlich auf die Gesellschaft und ihre Traditionen wollen sie alles hinter sich lassen und sind auf der Suche nach Liebe und Verständnis. Sind wir nicht alle ein bisschen *hungry ghosts*? Er plädiert auch dafür, nicht den *hungry ghosts* dafür die Schuld zu geben.

Diese Form von Unerfülltheit kann jedoch in eine suchthafte Gier umschlagen, eine Sucht nach Geld, Prestige, Einfluss, Macht, Luxus, Sex usw., die zerstörerische Züge annimmt.

Gier wird dann zur Kompensation einer Angst davor, sich dem Leben anzuvertrauen und stattdessen alles abzusichern und kontrollieren zu wollen.

In der Erfahrung der Stille von allen Gedanken und Bedürfnissen kann eine Erlösung von dieser dämonenhaften Sucht und Gier gefunden werden, die uns innewohnt.

Statt einer *All-you-can-eat*-Mentalität und dem zerstörerischen *gospel of greed*, der unsere Kultur so sehr durchzieht, können aus der Erfahrung eines inneren Zur-Ruhe-Kommens Genügsamkeit und Mäßigung entstehen.

Wann ist genug genug? Was brauche ich wirklich? Wie kann ich das in mir spüren? Kann ich darauf vertrauen, dass das Leben es gut mit mir meint? Wie komme ich ins Vertrauen? Was kann meinen unbändigen Hunger nach Liebe und Anerkennung stillen?

VON DER ANGST INS VERTRAUEN

Sie haben Angst? Ich auch. Angst ist menschlich. Sie ist unangenehm, aber nicht gefährlich. Angst kommt von Enge. Angst bildet eine äußerst starke Triebfeder, die sich durch unser gesamtes Denken, Fühlen und Handeln zieht. Gemeint sind hier nicht die Ängste, die uns schützen, sondern die vielen Ängste, die uns hemmen, ganz im Leben anzukommen und aufzublühen. Wir haben Angst davor, etwas zu verpassen (FOMO = *fear of missing out*), verlassen zu werden, etwas zu verlieren (Status, Ansehen, Geld, Einfluss), krank zu werden, ein Flugzeug zu besteigen, unsere Existenz zu verlieren, beklaut zu werden, nicht genug zu bekommen, nicht gesehen zu werden, uns zu blamieren usw.

Hinter all diesen Ängsten steht letztlich die Angst vor dem Tod und der Vergänglichkeit. Nur was sterben kann, kann auch Angst empfinden. Roboter kennen keine Angst.

Umso wichtiger ist es, die Quelle aller Ängste zu verstehen und einen Umgang mit ihnen zu erlernen, damit wir ihrem Einfluss nicht wehrlos ausgesetzt sind. Mutig ist nicht, wer keine Ängste hat, sondern wer sich seinen Ängsten stellt.

> »Unsere tiefsten Ängste sind Drachen vergleichbar, die unsere tiefsten Schätze bewachen.«
>
> Rainer Maria Rilke[129]

Gemäß dem Verständnis des Yoga entsteht Angst durch eine Verwechslung zwischen dem Beständigen und Unbeständigen (*avidyā*). Die Ahnung, dass uns etwas abhandenkommen könnte, womit wir uns identifizieren – Haus, Arbeit, Partnerschaft, Körper, Gesundheit, Prestige, Einfluss –, erfüllt uns mit Angst, weshalb wir versuchen, daran festzuhalten. Da Veränderung das Wesen des Lebens ist, lässt sich aber nichts festhalten und kontrollieren.

Stattdessen kann ich durch den Atem lernen, mich dem Lebensstrom anzuvertrauen und durch schwierige Phasen der Veränderung, die mir Angst machen, tragen zu lassen.

Angstfreier zu werden bedeutet, das Leben in seiner Veränderlichkeit zu umarmen und lieben zu lernen. Vertrauen und Zuversicht sind auch Mittel gegen das Gift der Entmutigung und Ohnmacht, die viele Menschen angesichts des bedrohlichen globalen Grundrauschens in sich spüren.

LEBENDIGKEIT & VITALITÄT ERFAHREN

Angst, Ärger, Trauer und Konflikte sind anstrengend und nehmen wertvolle Lebensenergie und Kraft in Anspruch, insbesondere dann, wenn keine Lösungen für die belastenden Situationen in Sicht sind.

Wenn das Konflikthafte hingegen zur Ruhe kommt, indem wir die Widersprüchlichkeit des Lebens und der Welt integrieren können, und wir uns auf das Wesentliche konzentrieren, entstehen große Wachheit, Lebendigkeit und Vitalität. Der große Lebensstrom, der durch mich hindurchströmt, schenkt mir eine Kraft, die Herausforderungen des Lebens zu meistern.

Wehmütig schauen wir als Erwachsene auf die Lebendigkeit, Spontaneität und grundlose Fröhlichkeit der Kinder, die wir im Lauf unserer Sozialisation verloren haben, da sich unsere Lebenskraft in vielen kleinen Rinnsalen verliert.

Um Lebendigkeit zu erfahren, ist es gut, auch immer mit echten Lebewesen in Kontakt zu kommen: Bäume, Tiere, Menschen und der Natur um uns herum.

VULNERABILITÄT & VERGÄNGLICHKEIT

»Wer Bäume pflanzt, obwohl er weiß, dass er nie in ihrem Schatten sitzen wird, hat angefangen, den Sinn des Lebens zu begreifen.«

Rabindranath Tagore

Die unmittelbare Lebendigkeit in sich selbst zu spüren, bringt uns auch mit dem Bewusstsein von Vulnerabilität (Verletzlichkeit) und Vergänglichkeit in Verbindung. Nichts ist beständig, alles kann sich jederzeit verändern. Ich kann alles verlieren. Ich kann krank werden. Ich werde sterben. Dies ist das Wesen des Lebens selbst. Es vom Kopf her zu wissen, ist das eine. Es zu spüren und zu leben, das andere.

Wenn ich nicht Gefahr laufen will, schon zu Lebzeiten zum Zombie zu werden, muss ich mich auf diese Verletzlichkeit einlassen und sie wohl oder übel akzeptieren. Denn wenn ich versuche, den großen Lebensstrom, dessen Teil ich bin, zu kontrollieren, entstehen daraus letztendlich immer wieder Trennung und Konflikt.

Noch immer werden in unserer Kultur Sanftmut, Weichheit und Verletzlichkeit häufig als Ausdruck von Schwäche betrachtet. Dabei bilden sie eine Grundlage dafür, Gefühle auszudrücken, sich an die veränderlichen Gegebenheiten anzupassen, Rückschläge zu akzeptieren und Vergänglichkeit als Teil des Lebens anzunehmen. Viele Menschen weisen diese Seite von sich und werden dadurch unfähig, Gefühle zu empfinden, zu artikulieren und ihre Sensitivität als wirkliche Stärke zu erfahren.

Die Simulation von Stärke ohne die Kenntnis und Akzeptanz eigener Schwäche und Verletzlichkeit wird daher zu einer der Quellen von Trennung und Gewalt.

Aus der Akzeptanz von Vulnerabilität und Vergänglichkeit entstehen Dankbarkeit und Verbundenheit mit dem Lebensstrom und der eigenen Lebendigkeit.

DANKBARKEIT & ANNAHME

Das Leben bringt unweigerlich freudige als auch herausfordernde Erfahrungen mit sich. Nach der yogischen Philosophie entsteht innerer Frieden, wenn wir lernen, beidem mit Offenheit zu begegnen. Wir können nicht kontrollieren, was geschieht, aber wir können sehr wohl darüber entscheiden, wie wir darauf reagieren. Wenn wir beginnen, das Leben so zu akzeptieren, wie es sich entfaltet, ohne ständigen Widerstand oder Urteile, erleben wir mehr Leichtigkeit und weniger innere Konflikte.

Es kann sich Dankbarkeit und Zufriedenheit für das entwickeln, was der Augenblick bringt. Was auch immer da ist, ist gut so, denn alles in der Welt ist mir nur geliehen und vorübergehend anvertraut. Wenn ich bereit bin für die Einzigartigkeit des Moments, dann ist alles schon da. Das Geschenk des Lebens offenbart sich in jedem Sonnenstrahl und Regentropfen, im Lächeln eines Kindes, der Schönheit der Natur in all ihren Manifestationen, dem Vogelgezwitscher und Frühlingswunder.

Statt mehr Kontrolle ausüben und die Dinge gemäß meinem Ebenbild gestalten zu wollen, ist es gut, die Unvollkommenheit und Widersprüchlichkeit aller Dinge akzeptieren und lieben zu lernen – eine besondere Tugend, die uns angesichts sich scheinbar perfektionierender Roboter- und KI-Welten zunehmend abhandenzukommen droht.

Letztendlich geht es um eine bedingungslose Kooperation mit dem Unveränderlichen, den großen Konstanten des Lebens: Geburt, Krankheit, Alter, Tod und dem damit verbundenen Leid. Vielleicht gelingt es, uns irgendwann aus dem Leben dankbar und mit einem leichten Atem verabschieden?

STAUNEN & WUNDERN

Das Staunen ist der Anfang jeder Philosophie und Spiritualität. Welch ein Wunder, dass ich just in diesem Augenblick der Geschichte des Universums gerade hier bin.

Im alltäglichen Tohuwabohu vergessen wir schnell das große Mysterium des Lebens und sind in allerlei kleine und große Probleme verstrickt. Das Staunen bringt uns wieder dazu, die Fragen zu stellen, die wir normalerweise verdrängen oder vergessen haben. Es führt uns zu den großen Fragen des Lebens.

Achtsamkeitsübungen wie Prāṇāyāma führen uns in das Staunen zurück, in dem wir alles als ein Wunder erleben und schätzen können, so wie Kinder, die alles zum ersten Mal ganz neu sehen. Es ist der »Anfängergeist«, der uns einen frischen Blick auf die Dinge ermöglicht.

LIEBESFÄHIGKEIT & FÜRSORGE

> »Der Planet braucht keine ›erfolgreichen Menschen‹ mehr. Der Planet braucht dringend Friedensstifter, Heiler, Erneuerer, Geschichtenerzähler und Liebende aller Arten. Er braucht Menschen, die gut an ihren Plätzen leben. Er braucht Menschen mit Zivilcourage, bereit, sich dafür einzusetzen, die Welt lebenswert und menschlich zu gestalten. Diese Qualitäten haben wenig mit der Art von Erfolg zu tun, wie er in unserer Kultur verbreitet ist.«
>
> Dalai Lama

Wenn in uns die Tendenz abnimmt, den anderen ändern und die Welt uns gleich machen zu wollen, dann nimmt mit der Verbundenheit auch die Fremdheit und Feindseligkeit gegenüber dem Andersartigen ab, und auf diesem Nährboden können Wohlwollen, Freundlichkeit, Güte und Mitgefühl gedeihen, so wie es das folgende Sanskrit-Mantra sagt:

»Mögen alle glücklich sein. Mögen alle gesund sein. Mögen alle sicher und geborgen sein. Mögen alle unbeschwert und mit Leichtigkeit leben. Möge niemand leiden.«

Können wir aus der Kraft des Mitgefühls und der Verbundenheit Liebende werden, die gut an ihren Plätzen leben und füreinander sorgen? Statt zu zerstören und auszubeuten, sind wir dazu imstande, anderen und uns selbst Heilung und Fürsorge zukommen zu lassen, sofern unser Bewusstsein und Herz dafür bereit sind.

Wenn uns dieser Schritt mithilfe von Atempraxis gelingt, dann können wir Liebende werden: Liebende der Erde, des Lebens, aller Lebewesen, die sich mit der natürlichen und uns umgebenden Welt verbunden fühlen. Wir werden Hüterinnen und Hüter der Erde, statt sie auszubeuten.

Statt rücksichtsloser Touristen, die überall Müll zurücklassen, werden wir zu liebevollen Bewohnern unseres Planeten, den wir hegen und pflegen; Verantwortungsträger und Fürsorgende aller Lebewesen, weil wir durch die Fürsorge an uns selbst gelernt haben, auch für andere Sorge zu tragen und Verantwortung zu übernehmen. Im Lauf der Zeit entsteht eine Leidenschaft für die Bewahrung der natürlichen Umwelt und ein Respekt vor der Heiligkeit des Lebens selbst, wie es Albert Schweitzer so treffend formuliert hat: »Ich bin Leben inmitten von Leben, das leben will.«

Ist das überhaupt möglich? Ist es dafür nicht schon zu spät?

Der Atem lehrt uns, dass es in jedem Moment möglich ist, neu anzufangen.

GEDULD

»Die Liebe hat zwei Töchter: die Geduld und die Güte.«
Italienisches Sprichwort

Wachstum und Reifen brauchen Zeit und einen geeigneten Rahmen, das gilt auch für spirituelle Prozesse.

Geduld ist ein Ausdruck von Liebe. Wer jedoch ungeduldig ist, zeigt sich oftmals lieblos und wenig mitfühlend, weil die Andersartigkeit der Bedürfnisse und Voraussetzungen nicht gesehen wird. Unsere Kultur zeigt eine große Ungeduld gegenüber lebendigen Prozessen, die sich in ihrer zyklischen Dynamik oftmals einer Kontrollierbarkeit und Verfügbarkeit entziehen. Wie lange dauert es, bis ein Baum Früchte trägt und ein Wald gewachsen ist? Wie lange dauert es, bis ein Kind laufen, sprechen, malen, singen und rechnen kann?

Was wären wir ohne die Geduld unserer Eltern, Lehrer und Partner?

Die Atempraxis lehrt uns Geduld, die wir im Alltag immer wieder gut gebrauchen können.

HUMOR & HEITERKEIT

Der Humor hat auch in Krisenzeiten Konjunktur und ist seit je ein Begleiter der Spiritualität und Philosophie. Lachen hilft, einen gesunden Abstand zu den Dingen zu bekommen – und ist sogar eine Atemübung. Im Lachyoga wird das Zwerchfell kräftig durchgeschüttelt, und man lernt, über alles Mögliche zu lachen, anstatt sich zu ärgern.

Humor bedeutet die Fähigkeit, die Dinge ernst, aber nicht zu ernst zu nehmen – vor allem sich selbst –, ansonsten wird es schnell lächerlich.

Daraus entstehen Leichtigkeit, Heiterkeit und die Fähigkeit, im gegenwärtigen Moment zu leben. Das Leben darf spielerischer und unbeschwerter werden.

ENTWICKELN VON WEISHEIT

Galt in der antiken Ethik das Erlangen von Weisheit[130] (*sophía* bzw. *phrónesis*) neben dem Gleichmut (*ataraxia*) und der Glückseligkeit (*eudaimonía*) als das höchste Ziel menschlicher

Lebensführung, so würden heute vermutlich nur noch wenige diese Ziele als Zeichen eines gelungenen Lebens spontan nennen. Andererseits halten viele Weisheit doch irgendwie für erstrebenswert, auch wenn sie möglicherweise daran zweifeln, ob sie diese für sich selbst erreichen können.

Im Erlangen von Weisheit treffen sich interessanterweise die antike abendländische Philosophie und indische Spiritualität. Das Erlangen von Weisheit erfordert Arbeit an sich selbst, um Klarheit, Verständnis- und Unterscheidungsfähigkeit zu entwickeln. Was galt als höchste Weisheit? Die Selbsterkenntnis! »*Gnóthi seautón*« stand am Apollo-Tempel in Delphi. »Erkenne dich selbst!«

Daraus erfolgt eine Einsicht in die Notwendigkeit der Dinge und eine bedingungslose Kooperation mit dem Unausweichlichen. Der Alltag ist der Prüfstein für unsere Weisheit: Kommt das, was ich zu verstehen glaube, in meinem alltäglichen Leben an? Oder bleibt es nur bei einer Erkenntnis im Elfenbeinturm?

Die indische Philosophie hat als Antwort auf eine komplexe, sich permanent wandelnde Welt die praktische Weisheit des *samatva, karunā* und *dharma* gefunden: Es ist der Gleichmut in Anbetracht einer veränderlichen Welt (*samatva*), das Mitgefühl gegenüber dem Leid (*karunā*) und die Erfüllung der eigenen Aufgabe (*dharma*), vor deren Verantwortung wir nicht ausweichen können.

SINN, ORIENTIERUNG & ERFÜLLUNG IM LEBEN FINDEN

»Hat das Leben einen Sinn?«, fragen sich viele. Menschen suchen nach Sinn und Erfüllung in ihrem Leben. Sie sind bereit, große Schwierigkeiten, Zumutungen und Entbehrungen zu ertragen, solange dies irgendeinen Sinn für sie zu ergeben scheint. Der französische Schriftsteller Antoine de Saint-Exupéry hat sich mit dieser Frage in seinem Buch *Dem Leben einen Sinn geben* beschäftigt. Er plädierte dafür, dass es unsere eigene Aufgabe sei, dem Leben einen Sinn zu verleihen, statt darauf zu warten, dass sich der Sinn des Lebens von selbst offenbart. Deshalb ist es so wichtig, sich selbst sinnvolle Aufgaben zu suchen. Wenn wir eine selbstgewählte Aufgabe erfüllen, ergibt sich Sinn, und wir spüren unmittelbar ein Gefühl von Stimmigkeit und Bedeutung.

FRIEDEN SCHLIESSEN UND FRIEDEN STIFTEN

> »Der Friede ist das Meisterwerk der Vernunft.«
>
> Immanuel Kant

In seiner Altersschrift *Zum ewigen Frieden* schreibt Kant, dass dauerhafter Frieden kein Naturzustand ist, sondern durch den Einsatz von Vernunft, Recht und bewusstem Handeln immer wieder aktiv geschaffen und gesichert werden muss.

In diesem Sinne sind auch innere Arbeit – Prānāyāma und Meditation – Wege einer Aufklärung, durch die wir erkennen, wo Trennung, Konflikt, Ablehnung, Feindseligkeit ihren Ursprung nehmen. Es benötigt eine Bemühung zu lernen, friedlich zu sein, mit dem Atem, mit dem Körper, mit sich selbst, mit der Natur, denn ein unfriedlicher Geist ist die größte Bedrohung des Friedens. Die Leitidee der UNESCO-Verfassung bringt es auf den Punkt: »Da Kriege im Geist der Menschen entstehen, muss auch der Frieden im Geist der Menschen verankert werden.«

Eine spirituelle Praxis ist der Versuch, in sich selbst ein Ende des aggressiven Weltverhältnisses zu finden, das ansonsten immer wieder eine Quelle des Unfriedens bildet, und ein friedliches Zusammenleben zu ermöglichen. Dies gilt sowohl für das Individuum als auch für eine ganze Gesellschaft.

Im Yoga bedeutet der Begriff *ahimsā* Verzicht auf Gewalt und das Bemühen, keinen Schaden zuzufügen. Das Gegenteil von Schaden zufügen zeigt sich in der Fähigkeit, zu heilen und in einer sinnvollen Weise zum Gesamtwohl beizutragen.

In Zeiten globaler Militarisierung und Mobilmachung, zunehmender Kriege und Krisen könnte die Ausbildung von Friedensfähigkeit, von der wir im Moment so weit entfernt zu sein scheinen, eine besonders erstrebenswerte Tugend sein, um bestehendes und zukünftiges Leben zu schützen und Leid zu vermeiden.

Wann werden wir endlich dazu imstande sein, das Verbindende zu sehen, statt der einzelnen Perlen den großen Faden, der alle Perlen miteinander verbindet?

WEITERATMEN IN ANBETRACHT DER KRISE

»The life I want will not emerge from electronic speed but rather from a holiness within me.«

Marianne Williamson[131]

Ist das nicht alles ein bisschen weit hergeholt, werden Sie fragen. Was hat das denn mit dem Atem zu tun?

Wir leben in einer komplexen Welt, auf deren Fragen es keine einfachen Antworten gibt. Atmung, Meditation und Spiritualität sind kein Quickfix für die vielen Herausforderungen, vor denen wir stehen. Aber sie bieten eine Möglichkeit, den Baum von den Wurzeln her zu wässern, so dass er wieder gut wachsen kann. Die schnellen Problemlösungen schließen nicht eine grundsätzliche Betrachtung und Veränderung aus. Und die grundsätzliche Betrachtung der Dinge schließt auch nicht die Notwendigkeit schneller Maßnahmen aus.

Viele der vorangegangenen spirituellen Grundhaltungen münden in die Fähigkeit ein, friedlich zu sein, Frieden zu schließen und Frieden zu stiften. Es ist eine kulturelle Leistung. In diesem Sinne sind Yoga, Atemübungen und Meditation keine losgelösten Übungen, sondern Grundhaltungen sich selbst und dem Leben gegenüber. Es gibt keinen Yoga ohne die anderen. Ohne eine solche Ethik können diese Praktiken stärker in eine gefährliche Selbstbezogenheit führen.

Wie Sie gewiss bemerkt haben, sind die spirituellen Grundhaltungen nicht voneinander unabhängig, sondern durchdringen und überschneiden sich. Sie sind wie die Facetten eines Edelsteins, die benachbart liegen und sich gegenseitig reflektieren, ergänzen, verstärken und zusammenwirken.

In einer Zeit, in der wir uns eingestehen müssen, dass der unstete Geist unseres Menschseins das wohl größte Problem für uns selbst und unsere Umgebung ist, sollte unsere vorrangige Aufgabe darin bestehen, diesen »Affengeist« zu bändigen und transzendieren zu lernen, um eine neue Qualität unseres Menschseins zu erreichen. Es ist wichtig, die Wege und Methoden zu kennen und zu praktizieren, die dies ermöglichen. Die Atemschulung ist eine Möglichkeit, die sich über die Jahrhunderte bewährt hat.

Auch wenn es uns in Anbetracht der sich auftürmenden Probleme und Krisen den Atem zu verschlagen droht, ist es gut, ruhig weiteratmen zu können. Es ist eine Möglichkeit, aus dem Stressmodus mit Tunnelblick immer wieder in einen Ruhemodus mit Klarsicht zu kommen und zu verstehen, was gerade wichtig ist. Es braucht ein regelmäßiges Innehalten – gerade in der aktuellen weltpolitischen Lage –, um die eigenen destruktiven Ohnmachts-Mechanismen zu stoppen und immer wieder von Neuem in die Verantwortung zu gehen.

Wenn es gelingt, das Bewusstsein auszuweiten wie den Lichtkegel einer Lampe, dann geht es nicht nur mehr um mich und meine eigenen Bedürfnisse, sondern auch um die Bedürfnisse anderer Menschen und Lebewesen. Ich erkenne die grundlegende Verbundenheit allen Lebens und berühre das Geheimnis des Lebens, das sich auch im Atem widerspiegelt.

> »Das einzig Wichtige im Leben sind die Spuren von Liebe, die wir hinterlassen, wenn wir gehen.«
>
> Albert Schweitzer

Epilog: Vom Atem lernen

»Brüder & Schwestern, es gibt viel zu tun.«

César Vallejo[132]

Im Lauf dieses Buches haben wir mit dem Atem eine Reise vom ersten Lebensimpuls über die Totalität des Lebens bis hin zu seinem Ende gemacht. Wir haben die gesundheitlichen, psychologischen und spirituellen Auswirkungen einer bewussten Atmung kennengelernt, Forschern bei ihren Studien über die Schulter geschaut und erste eigene Erfahrungen mit dem Atem gesammelt. Dabei hat sich gezeigt:

Der Atem ist das Leben selbst. Der Atem ist bezaubernd und geheimnisvoll. Der Atem vitalisiert. Atmung verbindet. Atmung entspannt. Atmung heilt. Atmung gibt Hoffnung und Zuversicht. Der Atem wird in jedem Moment neu geboren. Und vor allem: Der Atem ist ein Freund, der uns in jedem Moment unseres Lebens seine hilfreiche Hand entgegenstreckt.

Durch die Beschäftigung mit dem Atem ergeben sich erstaunlich einfache Erkenntnisse:

ATEMSCHULUNG ALS ALTES ERBE

Es gibt eine lange Tradition der Atemschulung, sowohl in Asien als auch in der abendländischen Welt. Wir können auf dieses reiche Erbe zurückgreifen. Der Prozess, dieses Erbe in vollem Umfang persönlich und gesellschaftlich wieder nutzbar zu machen, ist im vollen Gange. Davon zeugen viele Kurse und Diskurse, Ausbildungen in *breath work* und Prānāyāma und die Forschungstätigkeit der wissenschaftlichen Community.

Prānāyāma ist auch Menschen zugänglich, die sich mit Sport, sonstigen Yoga-Übungen oder Körperarbeit schwertun. Individuell angepasste, niedrigschwellige Atemübungen können von fast allen Menschen in allen Altersgruppen und mit den unterschiedlichsten Voraussetzungen geübt werden.

Prānāyāma und Yoga tragen in Zeiten großer Anspannung und Krisen zu einer allgemeinen Entspannung bei. Entspannung braucht Zeit, sowohl individuell als auch kollektiv. Wir müssen uns dafür Zeit nehmen und uns nicht von galoppierenden Entwicklungen treiben lassen. Der Atem lädt dazu ein, mit kleinen Schritten neue Lebenswege zu begehen. Treten wir also dieses Erbe an Erfahrungswissen an.

PRĀNĀYĀMA ALS GESUNDHEITSFÖRDERUNG UND PRÄVENTION

Menschen das Atmen zu lehren, also einen der grundlegendsten Aspekte des Lebendigseins, ist eine Form echter Fürsorge und Ermächtigung. Als regelmäßige Maßnahme der Selbstfürsorge[133] trägt Prānāyāma zu Wohlbefinden und innerer Balance bei und hilft durch die Selbstregulation des Organismus, der Entstehung verschiedenster Erkrankungen vorzubeugen, indem es physiologisch und psychisch erwünschte Wirkungen hervorbringt und begünstigt. Atemübungen wirken präventiv und neuromodulativ, verbessern die allgemeine Leistungsfähigkeit und Konzentration und sorgen für eine bessere psychische Verfassung.

Nicht nur die einzelnen Techniken, sondern vor allem das *Wie* des Übens sollte dabei beachtet werden, weil es maßgeblich über die Wirksamkeit entscheidet. Deshalb kommt einer achtsamen Ausführung und schrittweisen Vorgehensweise eine besondere Bedeutung zu.

Diese Form der Selbstfürsorge zur Verbesserung der Gesundheitskompetenz sollte zukünftig in Bildungseinrichtungen wie Kindergärten, Schulen, Universitäten etc. Eingang finden, um die Wirkungen durch eine niedrigschwellige Übungspraxis zu vermitteln. Neben den gesundheitsförderlichen Wirkungen ist auch eine Förderung von Gemeinschaftsgefühl, gesellschaftlichem Zusammenhalt und Friedensfähigkeit zu erwarten.

Die begrenzten finanziellen Ressourcen des Gesundheitssystems dürften auch vor dem Hintergrund der demografischen Entwicklungen die Notwendigkeit nachhaltig wirksamer Konzepte verstärken. Der Wunsch nach ergänzenden gesundheitsfördernden Angeboten ist in den letzten Jahren auch bei vielen Menschen gestiegen: 25% der Gesundheitsleistungen in Deutschland stammen von privaten Zahlern, die bereit sind, für ihre Gesundheit Geld auszugeben.[134]

Mit dem 2015 in Kraft getretenen Präventionsgesetz haben Gesundheitsförderung und Prävention in den letzten Jahren eine Aufwertung erfahren, nehmen jedoch nach wie vor einen viel zu geringen Stellenwert ein. Die Krankenkassenausgaben für Gesundheitsförderung und nichtmedizinische Primärprävention beliefen sich im Jahr 2019 auf 0,63 Milliarden Euro, das entsprach 0,25% der Gesamtkosten.

Patient:innen wollen ihre Situation zunehmend aktiv mitgestalten. Prāṇāyāma kann hier als eine die Selbstregulation anregende Verhaltenspraxis dazu beitragen, gezielt und frühzeitig einer möglichen Chronifizierung von Erkrankungen vorzubeugen, die Gesundheitsspanne zu erhöhen und die Gesellschaft insgesamt zu stabilisieren.

»Menschen, die gut für sich sorgen, sind gesünder und erleben eine höhere Lebensqualität. Verstärkte Gesundheitsförderung und Primärprävention tragen dazu bei, die Kosten zu begrenzen, indem Versorgungsnotwendigkeiten im Idealfall gar nicht erst entstehen. Sie erhöhen die Wahrscheinlichkeit, dass Menschen seltener krank werden und Belastungen generell besser bewältigen können. Die Stärkung integrativmedizinischer Versorgung im Gesundheitssystem kann damit einen wichtigen Beitrag zur Verminderung der Krankheitslast durch chronische Erkrankungen leisten.«[135]

PRĀṆĀYĀMA ALS MEDIZIN UND THERAPIE

Fachkundig eingesetzt kann Prāṇāyāma sein kuratives Potenzial entfalten und sowohl in der Prävention als auch bei vielen bestehenden Krankheiten in multimodalen Settings sinnvolle Anwendung finden. Viele Studien über Yoga und Prāṇāyāma zeigen beachtenswerte Ergebnisse: Blutdrucksenkung, Telomerase-Aktivität, veränderte Gen-Expression, Veränderung von Schmerzwahrnehmung, strukturelle Veränderungen im Gehirn (Zunahme von grauer Substanz), Reduktion von Distress, Rückgang von Angst und Depressivität usw.

Da Yoga eine Komplextherapie mit verschiedenen Anteilen ist, braucht es noch weitere Klarheit darüber, welche Rolle die Atmung im Wirkungsspektrum des Yoga genau einnimmt.

Kann es sein, dass wir mit der Atempraxis eine »Medizin aus Luft« in den Händen halten, die kostengünstig und gleichzeitig äußerst effektiv bei so vielen Erkrankungen unserer Zeit wirkt? Wissen wir, wie wirksam eine gute Atmung ist? Wie viele Studien brauchen wir noch, um uns von der Wirksamkeit zu überzeugen? Wir tendieren dazu, die Wirksamkeit solcher Verfahren zu unterschätzen, weil sie einfach erscheinen und dabei ein hohes Maß an Eigenverantwortung und Selbstfürsorge von uns erfordern.

Handelt es sich bei diesen jahrtausendealten Methoden gleichzeitig um die Medizin der Zukunft? Besteht eine Möglichkeit, aus der Todesspirale der lebensstilbedingten Erkrankungen wie Hypertonie, Arteriosklerose, Herzinfarkt und Krebs zu entkommen?

Der US-amerikanische Arzt Dr. Dean Ornish[136] schreibt im Vorwort zum Buch *The principles and practice of Yoga in health care*[137]:

»Wir neigen dazu, alle Fortschritte in der Medizin als Hightech und teuer zu betrachten, wie z. B. ein neues Medikament, einen Laser oder einen chirurgischen Eingriff. Es fällt uns oft schwer zu glauben, dass etwas so Einfaches wie eine umfassende Änderung des Lebensstils einen so großen Unterschied in unserem Leben bewirken kann – aber das ist oft der Fall.«

Durch eine umfassende Änderung der Lebensweise können jedoch nicht nur viele chronische Krankheiten verhindert, sondern auch das Fortschreiten vieler Erkrankungen kann häufig umgekehrt werden. Unser Körper verfügt oft über eine bemerkenswerte Fähigkeit, mit einer Heilung zu beginnen, und zwar schneller, als es uns früher bewusst war, wenn wir die Ursachen für Gesundheit und Krankheit in der Lebensweise angehen. Eine Lebensstilmedizin aus Bewegung, Atmung und Ernährungsumstellung ist sowohl ressourcenschonend als auch therapeutisch erfolgreich. Indem die grundlegenden Ursachen vieler chronischer Krankheiten durch den Lebensstil angegangen werden, könnte ein neues Paradigma der Gesundheitsfürsorge geschaffen werden, das Menschen stärkt, anstatt Krankheiten zu bekämpfen.

Es wäre die Aufgabe zukünftiger Forschungssettings, noch genauer zu klären, welche psycho-physiologischen Mechanismen der Wirkung von Prānāyāma zugrunde liegen, wie es in etablierte Therapien integriert und größeren Bevölkerungsgruppen am besten zugänglich gemacht werden kann.

Beruhen Prävention und wirksame Therapien von Erkrankungen zukünftig nur auf Atemübungen statt auf Pillen? Werden demnächst alle Probleme allein durch bewusste Atemübungen gelöst werden? Sicherlich nicht. Aber der Atem hat als machtvolles Werkzeug mehr Aufmerksamkeit und einen angemessenen Platz im großen Feld der Gesundheitsdienstleistungen und Kulturtechniken[138] verdient. Er sollte im Bereich der Integrativen Medizin und Förderung von public health fest verankert werden, um Krankheiten vorzubeugen. In Zeiten, in denen um die zukünftige Finanzierbarkeit des Gesundheitssystems gestritten wird, kann Atemschulung einen wertvollen Beitrag zur Versorgung sowohl im präventiven als auch im kurativen Bereich leisten, um Wohlbefinden zu verbessern, Krankheitslast zu senken und die Kosten zu reduzieren.

PRĀNĀYĀMA ALS DÜNGER FÜR INNERE TRANSFORMATION

Der Atem verbindet uns mit einer Erfahrung von Wirklichkeit, die über unser alltägliches Erleben hinausreicht, und trägt dadurch zu einer Gesundheit im ganzheitlichen Sinn bei. Prānāyāma hilft uns zu erkennen, dass Glück und Erfüllung nicht von außen kommen, sondern einer inneren Aufklärung bedürfen, die darüber Klarheit schafft, wie der Weg vom Trennungsbewusstsein zu einem Bewusstsein der Verbundenheit verläuft, so dass die inneren leidverursachenden Strukturen abgeschwächt werden können.

Gesundheit kann heutzutage nicht mehr ohne die spirituellen Aspekte des Menschen gedacht werden. Traditionelle Medizinsysteme, wie z. B. Āyurveda, betrachten den Menschen als multidimensionales Wesen mit seinen spirituellen Anteilen, die im Sinne einer Ganzheitlichkeit berücksichtigt werden sollten.

Atmung ist, wie wir gesehen haben, ein Beitrag zur Gesundheit in einem umfassenderen Sinne: einer Einheit von Körper, Geist und Seele. Dies umfasst die spirituelle Dimension des Menschen und sein Eingebundensein in die Welt.

Durch eine innere Transformation, bei der die Atempraxis als eine Art Dünger wirkt, kann der Mensch zu einem heilsamen Bewusstsein erwachen, das anstelle von Trennung mehr Verbundenheit, anstelle von Zerstörung und Ausbeutung wieder mehr Fürsorge und Pflege unseres Planeten und seiner Geschöpfe und Lebensräume in die Welt bringt. Ein Bewusstseinswandel ist zu einer für das Überleben der Menschheit und vieler Spezies mittlerweile existenziellen Frage geworden. Wir sind alle atmend miteinander verbunden.

Wenn eine Verbundenheit erfahren wird, kann sie auch als Bindeglied zwischen den Menschen wirken. Gelebte, lebendige Werte, die aus solchen Übungsformen hervorgehen können, wirken auch gegen eine weitere Verrohung unserer Gesellschaft. Sie sind ein Mittel gegen Missmut, Gier, Ignoranz, Verzweiflung, Bitterkeit, Gleichgültigkeit und Nihilismus gegenüber einer dystopisch wahrgenommenen Wirklichkeit, die jedoch letztlich immer nur ein Ausschnitt aus dem großen Weltgeschehen darstellt.

Der Atem kann also vor allem dort Heilung voranbringen, wo sie am dringendsten benötigt wird: beim menschlichen Herzen und im Geist. Prāṇāyāma macht uns achtsamer und empfindsamer, bildet Mitgefühl aus und schafft Voraussetzungen für spirituelle Grundhaltungen und ethisches Leben. Es hilft dabei, eine tiefe Einsicht in das Wesen des Lebens und der eigenen Aufgabe zu bekommen.

PRĀNĀYĀMA ALS TEIL EINER NEUEN BEWUSSTSEINSKULTUR

In diesem Sinne könnte Prāṇāyāma Teil einer neuen Bewusstseinskultur[139] werden, die nicht nur ein Verständnis einer ganzheitlichen Gesundheitsförderung und Heilung umfasst, sondern Menschen auch dazu ermächtigt, gut für sich und andere zu sorgen. Es kann dabei helfen, ein neues Selbstverhältnis zu etablieren und in einem erweiterten Sinne beziehungsfähig und resonant zu werden, übrigens auch als Heilmittel gegen die zunehmende Einsamkeit in westlichen Gesellschaften.

Wenn wir keine vorübergehenden Touristen auf der Erde

bleiben wollen, müssen wir zu fürsorglichen Bewohnern werden, die statt Zerstörung und Ausbeutung ihren kostbaren Planeten und seine Lebewesen hüten und pflegen lernen. Der Planet (und das sind ja auch immer wir selbst) braucht ein Innehalten und eine Atempause entgegen der üblichen Steigerungslogik, so wie unsere derzeitige Lebensweise vermutlich eine tief gehende Transformation unseres Bewusstseins benötigt, zu der Prānāyāma beitragen kann.

Für ein friedliches Miteinander braucht es einen guten Umgang mit Emotionen und Aggression und die Fähigkeit, aufsteigende Impulse zu kontrollieren und Reiz-Reaktions-Muster zu unterbrechen.

Für eine zukünftige, nachhaltige Zivilisation braucht es andere Qualitäten des Umgangs miteinander als die bisher gesellschaftlich etablierten und anerkannten Werte.

Innehalten, Pausen machen, Ausatmen und Loslassen, Langsamkeit, Kontrolle aufgeben, ins Vertrauen gehen, Raum für Regeneration geben sind Fähigkeiten, die mithilfe einer Übungspraxis mit dem Atem auf praktische Weise eingeübt werden können. Statt des Mantras unserer Zeit »Schneller, höher, weiter« könnte das neue Mantra »Langsamer, achtsamer, menschlicher« lauten. Entschleunigung schafft Räume, in denen sich Menschen spüren, wieder besinnen und miteinander in Kontakt kommen können, statt einem Wahnsinn der Beschleunigung zu huldigen, der immer mehr Entfremdung und Feindseligkeit mit sich bringt.

Prānāyāma bedeutet vor allem, den Atem zu verlangsamen. In der Verlangsamung werden innere Vorgänge und Prozesse sichtbar, die sich der Wahrnehmung ansonsten entziehen oder verdrängt werden.

ATME EIN, ATME AUS – DAS IST ALLES

Es ist sehr erfreulich, dass sich immer mehr Menschen für die Techniken und Wirkungen von Prāṇāyāma interessieren und dieses Interesse auch im wissenschaftlichen Diskurs ankommt. Über vieles kann man jedoch schreiben und sprechen, ohne es jemals wirklich zu praktizieren und zu erfahren. Yoga mit seinen verschiedenen Übungsformen ist vor allem ein Weg von der Theorie zur Praxis. Es ist also ein Übungsweg, der praktiziert werden sollte. Wenn dieses Buch Sie dazu inspiriert haben sollte, etwas bewusster zu atmen, dann ist Ihnen ein wichtiger Schritt gelungen. Bleiben Sie dran! Atmen müssen Sie sowieso.

> »Eine andere Welt ist nicht nur möglich, sie ist im Entstehen. Und an einem ruhigen Tag, wenn ihr sehr genau lauscht, könnt ihr sie atmen hören.«
>
> Arundhati Roy

Newsletter **Abschluss**

Wenn Sie weitere Übungsanleitungen und aktuelle Informationen rund um den Atem erhalten möchten, dann abonnieren Sie den kostenlosen Newsletter.

Danksagung

Für ein Buch braucht es einen langen Atem, und es schreibt sich nicht allein. Es braucht ein ganzes Dorf dafür, so wie es ein afrikanisches Sprichwort über die Kindererziehung sagt.

Mein Dank gilt dem Insel Verlag für das Vertrauen, meine Erfahrungen und Gedanken in Form dieses Buches präsentieren zu dürfen. Ganz besonderer Dank gilt Gesine Dammel, die dieses Buch initiiert, daran geglaubt und es als Lektorin maßgeblich mit entwickelt hat. Ohne ihre wohlwollende, nachsichtige und dennoch unnachgiebige Art wäre dieser Text niemals fertig geworden.

Meinen geschätzten Lehrern Dr. Shrikrishna Bhushan Tengshe, R. Sriram, Jeevan E. P., Anna Trökes und vielen anderen gilt großer Dank, denn unterrichtet zu werden bedeutet auch immer, die Gnade zu erfahren, dass es jemand gut mit einem meint.

Prof. Dr. Andreas Michalsen, Prof. Dr. Christian Keßler und dem gesamten Team des Immanuel Krankenhauses gilt mein aufrichtiger Dank, dass sie mich so offenherzig und bedingungslos in die heiligen Hallen der Integrativen Medizin eingeladen und an ihren Erkenntnissen großzügig haben teilhaben lassen. Daraus haben sich wunderbare Freundschaften und großer Erkenntniszuwachs ergeben.

HP Elmar Stapelfeldt, Dr. Ileni Donachie, Dr. Lea Pinders-Keßler sowie allen anderen Mitgliedern der K-Gruppe gilt ebenfalls mein großer Dank für freundschaftliche Unterstützung, leckeres Essen und immer offene Ohren.

Prof. Dr. Anand Dhruva und Dr. Jens Vogt danke ich für ihre Bereitschaft zu Begegnungen, Interviews, tiefgründigen Gesprächen und den Freundschaften, die daraus entstanden sind.

Prof. Dr. Martin Mittwede danke ich für wohlwollende Ermutigung, gute Gespräche, Inspirationen und Textrecherche.

Meinen lieben Kolleginnen, Kollegen und Freunden fühle ich mich durch viele gute Gespräche über die Jahre sehr verbunden und danke ihnen für ihre Inspiration und Widerspruch: Doretta Dow, Andrea Diers, Ottilia Scherer, Michaela Vogt, Dr. Hedwig Gupta, Martin Henniger, Peter Greve, Dr. Günter Niessen, Pascal Portmann, Yaira Yonne-Konishi, Heinz André Nagel, Ralf Müller-Amentisch und Rudolf Wagenknecht.

Dr. Martina Bley danke ich dafür, dass sie immer mit großer Gastfreundschaft und Mut den Raum für spirituelle Übungspraxis offen gehalten und mit dem Rosenwaldhof einen wunderbaren und unkonventionellen Ort für persönliches Wachstum und spirituelle Entfaltung für viele Menschen geschaffen hat.

Prof. Dr. Ingrid Kollak danke ich für ihre hilfreichen Bücher und viele inspirierende Gesprächsspaziergänge im Verlauf der Jahre. Roseli Dutra verdanke ich wohltuende Behandlungen meiner rechten, schreibgeschundenen Schulter während des Buchschreibens. Peter Neuhaus vom Netzwerk Eins gilt mein Dank für die Zitat-Inspirationen und gute Gespräche bei Safran-Risotto in Bern. Die Reihe »Essay & Diskurs« im Deutschlandfunk ist mein sonntägliches Labsal. Auch das Literaturverzeichnis ist als erweiterte Danksagung zu verstehen, habe ich durch die genannte Literatur doch im Lauf der Jahre viel Inspiration erhalten.

Darüber hinaus gilt mein Dank den Verbänden und Menschen, die sich oft in jahrelanger Kleinstarbeit für die Belange von Yogalehrenden, Atempraktikern, Therapeut:innen und Komplementärmedizinern einsetzen: Deutsche Gesellschaft für Yogatherapie (DeGYT), Berufsverband der Yogalehrenden in Deutschland (BDYoga), Ayurveda Dachverband Deutschland (ADAVED), Deutsche Āyurveda-Stiftung (DAS) und andere.

Meinen langjährigen Schülern und Patienten danke ich, dass ich mit ihnen zusammen so viel habe lernen dürfen und entschuldige mich gleichzeitig dafür, dass ich durch das Schreiben dieses Buches so oft Termine absagen und mich im Unterricht habe vertreten lassen. Meinen geschätzten Kolleg:innen möchte ich ganz ausdrücklich für die zahlreichen Vertretungen danken.

Unseren wunderbaren Nachbarn auf dem Land danke ich dafür, dass sie mich immer wieder durch kleine Gespräche über den Gartenzaun abgelenkt, mit Marmelade, frischem Gemüse und Eiern versorgt und durch handwerkliche Unterstützung gerettet haben.

Zu guter Letzt danke ich auch meiner deutschen und peruanischen Familie, meinen Eltern, meiner Tante und unseren beiden Töchtern für ihre Liebe, ihr Wohlwollen und ihre Nachsicht. Lily, du bist die peruanische Sonne in meinem Leben!

Kontakte & Links

Alexander Peters, Gesundheitszentrum Sonne und Mond: www.sonneundmond.com

Deutsche Gesellschaft für Yogatherapie e. V.: www.degyt.de

Berufsverband der Yogalehrenden in Deutschland e. V. (BDYoga): www.yoga.de

YogaSchweiz – Berufsverband in der Schweiz: www.yoga.ch

Seminare & Ausbildungen von Dr. Shrikrishna zu Prāṇāyāma & Meditation: www.shrikrishna.de

Yoga-Seminare von R. Sriram: www.sriram.de

Yogaweg (Verbund Yogalehrender im Stil R. Srirams): www.yogaweg.de

Ayurveda Dachverband in Deutschland: www.ayurveda-dachverband.de

Deutsche Āyurveda-Stiftung: www.ayurveda-stiftung.de

Allianz für Integrative Medizin & Gesundheit: www.allianz-integrative-medizin.de/

Rosenwaldhof – Das stille Seminarhaus im Havelland: www.rosenwaldhof.de

Glossar der Sanskrit-Wörter

adhyātma cetasa = Ausrichtung des Übens hin zu mehr Bewusstheit; bei der Sache bleiben und sich auf das Wesentliche konzentrieren

ahimsā = Nicht-Verletzen, Gewaltverzicht

antar kumbhaka = Atempause am Ende der Einatmung, die niemals von selbst geschieht, sondern immer ein willentliches Halten des Atems voraussetzt

anuloma viloma prānāyāma = Nasenwechselatmung; manchmal auch *nādī shodhana prānāyāma* genannt

ashta kumbhakas = 8 Atemtechniken, die in der *Hathayoga-pradīpikā* genannt werden

avidyā = Verwechslung, Ignoranz, Nichtwissen

Āyurveda = die traditionelle indische Medizin

bahir kumbhaka = Atempause nach der Ausatmung, manchmal auch *shunyaka* genannt

bandha = muskuläre Aktivitäten körpereigener Diaphragmen (Beckenboden, Zwerchfell und Stimmritze) zur Energielenkung wie z. B. *mūla bandha*, *uddiyana bandha* und *jalandhara bandha*

bhastrikā = eine dem *kapālabhātī* ähnliche Atemtechnik, jedoch mit aktiver Ein- und Ausatmung

bhrāmarī prānāyāma = die »bienenartige« Atmung, bei der in der Aus- und / oder Einatmung ein Summton erzeugt wird

brmhana = aufbauend, nährend, stabil machend (ayurvedische Therapiestrategie)

candra bhedana prāṇāyāma = die kühlende Mondatmung, bei der über das linke Nasenloch ein und über das rechte Nasenloch ausgeatmet wird
candra nāḍī = mondhafter Energiekanal, der dem linken Nasenloch zugeordnet wird, auch *idā nāḍī* genannt
dharma = Erfüllung der Aufgabe; Pflichterfüllung
dirgha kala = über einen langen Zeitraum hinweg (üben)
dīrgha & sūkshma prāṇāyāma = tiefe, vollständige (*dīrgha*) und feine, anstrengungslose (*sūkshma*) Atmung
hathayoga = der Yoga, der sich mit dem Ausgleich der energetischen Kräfte befasst
Hathayogapradīpikā = Text des Autors *Svātmārāma* aus dem indischen Mittelalter über *Hathayoga*
jālandhara bandha = Kinnverschluss
karuṇā = Mitgefühl
kapālabhātī = »Schädelleuchten«; Atemtechnik, bei der der Atem wiederholt ausgestoßen wird
kevala prāṇāyāma = ein gelöster Atem, der sich durch die geschickte Anwendung von Atemübungen ergibt
kleshas = leidverursachende Tendenzen im Geist (*avidya, asmita, raga, dvesha, abhinivesha*)
langhana = leichtmachend, reduzierend, entschlackend (ayurvedische Therapiestrategie)
mitāhāra = eine angemessene Ernährung; die rechte Speise in angemessener Menge zu sich nehmen
mukha bhastrikā = Ausstoßen des Atems durch den Mund im Lauf einer Ausatmung
nāda = der innere Klang, der durch die Verinnerlichung durch Meditation hörbar wird
nāḍī shodhana prāṇāyāma = die »Nasenwechselatmung«, bei der

abwechselnd durch beide Nasenlöcher ein- und ausgeatmet wird; manchmal auch *anuloma viloma prānāyāma* genannt

niyama = ethische Grundhaltungen im Yoga in Bezug auf das Verhältnis zu sich selbst (*sauca, santosha, tapas, svadhyaya, ishvarapranidhana*)

ojas = Essenz der Körpergewebe, Grundlage von Vitalität und Immunität

prakrta prānāyāma = der spontane Atemfluss, der geschieht und einfach nur wahrgenommen wird, ohne ihn zu verändern

prānāyāma = das gesamte Übungsfeld im Yoga, das sich auf den Atem und die Vitalkräfte bezieht

pūraka = yogische Einatmung unter Beteiligung von Bauchdecken- und Beckenbodenaktivität

raga = Gier, Verlangen, Habenwollen

rechaka = yogische Ausatmung unter Beteiligung der Bauchdecken- und Beckenbodenaktivität

samatva = Gleichmut, Gelassenheit, emotionale Stabilität

savitri prānāyāma = Atemtechnik, bei der Ein- und Ausatmung doppelt so lang sind wie die Atempausen (z. B. 8 × 4 × 8 × 4)

shanai, shanai = Schritt für Schritt vorgehen

shat karma = sechs Gruppen von Reinigungsübungen (*dhauti, basti, netī, naulī, trātaka, kapālabhāti*)

shītalī prānāyāma = kühlende Atmung mit gerollter Zunge

shītkārī prānāyāma = kühlende Atmung mit Zunge hinter den Schneidezähnen

srotas = Transportkanäle im Körper gemäß dem ayurvedischen Verständnis; auch der Magen-Darm-Trakt gehört zu den *srotas sthira sukham āsanam* = die Qualität einer Körperhaltung, die durch Stabilität und Leichtigkeit gekennzeichnet ist und sich für *prānāyāma* eignet

sūrya bhedana prānāyāma = erhitzende Sonnenatmung, bei der über das rechte Nasenloch ein und über das linke Nasenloch ausgeatmet wird; manchmal auch *surya nadi pranayama* genannt

sūrya nādī = sonnenhafter Energiekanal, der dem rechten Nasenloch zugeordnet wird, auch *pingala nādī* genannt

Swami Kuvalyananda = Pionier der Yoga-Forschung, Gründer des *Kaivalyadhama Instituts*

ujjāyī prānāyāma = Atmung mit leicht verengter Stimmritze

vaikrta prānāyāma = der bewusst veränderte Atem; die Atemmanipulation

vyuthita chitta = der unstete, sprunghafte Geist

yama = ethische Grundhaltungen im Yoga in Bezug auf das Verhältnis zur Welt (*ahimsa, satya, asteya, brahmacharya, aparigraha*)

yathā shakti = Angemessenheit im Üben; die eigene Kraft sinnvoll einsetzen

Yoga Mimasa = wissenschaftliche Fachzeitschrift zum Thema Yoga, die vom *Kaivalyadhama Instituts* herausgegeben wird

Yoga-Sûtra = ein bedeutender Meditationstext der klassischen indischen Literatur, der dem Gelehrten Patañjali zugeschrieben wird

Literatur

Bäumer, Bettina (Hg.): *Vijñāna Bhairava: Das göttliche Bewusstsein.* Verlag der Weltreligionen, Frankfurt am Main 2008

BDYoga, div. Autoren: *Der Weg des Yoga.* ViaNova Verlag 2025

Burley, Mikel: *Hatha Yoga.* Lotos, München 2005

Caraka Samhita, Volumes 1-7; Chowkhamba Sanskrit Series Office, Varanasi 2009

Dalmann, Imogen & Soder, Martin: *Heilkunst Yoga: Yogatherapie heute.* Viveka Verlag, Groß-Kreutz / Havel 2016

Eliade, Mircea: *Yoga. Unsterblichkeit und Freiheit.* Aus dem Französischen von Inge Köck. Insel Verlag Frankfurt am Main 1977

Farhi, Donna: *The breathing book.* St. Martin's Griffin, New York 1996

Feuerstein, Georg: *Die Yoga Tradition.* Yoga Verlag, Kempten 2010

Foucault, Michel: *Schriften in vier Bänden. Dits et Ecrits.* Band IV 1980-1988. Suhrkamp Verlag Frankfurt am Main 2005

Gawande, Atul: *Sterblich sein.* S. Fischer Verlag, Frankfurt am Main 2017

Gillissen, Adrian / Jany Berthold / Randerath, Winfried (Hgg.): *Weißbuch Lunge 2023. Pneumologische Erkrankungen in Deutschland – Zahlen und Fakten.* 5. neubearbeitete Auflage, Langenhagen 2023.

Golder, Werner: *Hippokrates und das Corpus Hippocraticum.* Königshausen & Neumann, Würzburg 2023

Gruhl, Herbert: *Häuptling Seattle hat gesprochen. Der authentische Text seiner Rede mit einer Klarstellung.* Erb Verlag, Düsseldorf 1986

Haidt, Jonathan: *Generation Angst: Wie wir unsere Kinder an die virtuelle Welt verlieren und ihre psychische Gesundheit aufs Spiel setzen.* Aus dem Englischen von Monika Niehaus und Jorunn Wissmann. Rowohlt Verlag, Hamburg 2024

Harris, Sam: *Waking up. Searching for Spirituality without Religion.* Black Swan / Penguin Ltd, London 2015

Jonas, Hans: *Das Prinzip Verantwortung.* Suhrkamp Verlag Frankfurt am Main 1984

Jung, Carl Gustav: *Erinnerungen, Träume, Gedanken.* Patmos Verlag, Ostfildern 2026

Kakar, Sudhir: *Schamanen, Mystiker und Ärzte.* C. H. Beck Verlag, München 2006

Kant, Immanuel: *Zum ewigen Frieden.* Reclam Verlag, Ditzingen 2022

Khalsa, Sat Bir Singh & Cohen, Lorenzo et al.: *Principles and Practice of Yoga in Health Care.* Handspring Publishing Ltd, London 2024
Khan, Sadiq: *Atmen. Wege in eine grünere Welt.* Aus dem Englischen von Katja Karau. Alexander Verlag, Berlin 2026
Klein, Stefan: *Das All und das Nichts.* S. Fischer Verlag, Frankfurt am Main 2021
Kobs, Alexander: *Yoga-Reinigung Shatkarma – Entgiften und verjüngen mit Yoga und Ayurveda.* Windpferd Verlag, Köln 2012
Kollak, Ingrid: *Yoga in Vorsorge und Therapie.* Hogrefe Verlag, Göttingen 2019
Lown, Bernhard: *Die verlorene Kunst des Heilens – Anleitung zum Umdenken.* Aus dem Amerikanischen von Helga Drews. Suhrkamp Verlag Frankfurt am Main 2004
Mahle, Gregor: *Prānāyāma, the breath of yoga.* Kaivalya publications 2012
Mallinson, J. & Singleton M.: *Roots of Yoga.* Penguin Books Ltd, London 2017
Metzinger, Thomas: *Bewusstseinskultur.* Berlin Verlag, Berlin 2023
Metzinger, Thomas: *Der Elefant und die Blinden.* Berlin Verlag, Berlin 2023
Michalsen, Andreas: *Heilen mit der Kraft der Natur.* Insel Verlag Berlin 2017
Michalsen, Andreas: *Ernährung. Meine Quintessenz.* Insel Verlag Berlin 2026
Nestor, James: *Breath – Atem. Neues Wissen über die vergessene Kunst des Atmens.* Piper Verlag, München 2020
Ramana Maharshi: *Wer bin ich?* BoD 2011
Reichholf, Josef H.: *Die Bereinigung der Natur.* Verlag Matthes & Seitz, Berlin 2021
Rosa, Hartmut: *Resonanz. Eine Soziologie der Weltbeziehung.* Suhrkamp Verlag Berlin 2019
Saint-Exupéry, Antoine de: *Der kleine Prinz.* Aus dem Französischen von Peter Sloterdijk. Insel Verlag Berlin 2015
Scaravelli, Vanda: *Awakening the spine.* HarperOne 2012
Scheidler, Fabian: *Der Stoff, aus dem wir sind.* Piper Verlag, München 2021
Schmitt, Johannes Ludwig: *Das Hohelied vom Atem.* Dom Verlag M. Seitz & Co., Augsburg 1927
Scobel, Gert: *Weisheit – Über das, was uns fehlt.* DuMont Verlag, Köln 2017
Shrikrishna, Bhushan Tengshe: *Essence of Prānāyāma.* Kaivalyadhama 1985
Shrikrishna, Bhushan Tengshe: *Why? What? How?*; Eigenverlag Rosenwaldhof 2016
Singh, Kirpal: *The crown of life – a study in Yoga.* Sawan Kirpal Publications, Delhi 2011 (1961)
Sriram, R.: *Das Geheimnis des Atems.* Herder Verlag, Freiburg 2021
Sriram, R.: *Das Yogasutra – Von der Erkenntnis zur Befreiung.* Theseus-Verlag, Bielefeld 2013
Stiegler, Richard: *Im Einklang leben.* arbor Verlag, Freiburg 2016
Svātmārāma: *Haṭhayogapradīpikā: Die Leuchte des Haṭhayoga.* Übersetzung von Martin Merz. Stiftung Yoga und Gesundheit, Basel 2011

Swami Hariharānanda Āranya: *Yoga Philosophy of Patañjali.* State University of New York Press 1983
Swami Kuvalayananda: *Yogic therapy.* Kaivalyadhama 1963
Swami Kuvalayanda & Dr. Shukla (Hrsg.): *Goraksaśatakam.* Kaivalyadhama 2006
Taylor, Charles: *Ein säkulares Zeitalter.* Aus dem Englischen von Joachim Schulte. Suhrkamp Verlag Berlin 2026
Van Lysebeth, André: *Die große Kraft des Atems.* O. W. Barth, München 2005
Wallach, Harald: *Spiritualität – Warum wir die Aufklärung weiterführen müssen.* Drachenverlag, Klein Jasedow 2015
Wallis, Christopher D.: *Tantra illuminated.* Mattamayūra Press 2012
Zimmer, Heinrich: *Philosophie & Religion Indiens.* Suhrkamp Verlag Frankfurt am Main 1961

Anmerkungen

1 Aus dem Song *The Fort* der Band Between the trees.
2 Yoga-Sûtra des Patañjali: »duhkha daurmanasya angamejayatva shvasaprashvasah vikshepa sahabhuvah« (1.31).
3 Ebd.
4 Zitat ungeklärten Ursprungs.
5 Vgl. https://www.wisdomlib.org/definition/prana
6 https://www.spiegel.de/sport/apnoetauchen-vitomir-maricic-und-das-luftanhalten-als-grenzerfahrung-a-1e684f6d-e35e-4970-8516-a66854d341c1
7 Stefan Klein: *Das All und das Nichts*. S. Fischer Verlag, Frankfurt am Main 2021, S. 15.
8 https://www.umweltbundesamt.de/system/files/medien/4031/dokumente/bmu_bericht_innenraumluft_2005.pdf
9 Das *Deutsche Ärzteblatt* vom 27. 02. 2017 zitiert dazu Christian Witt, Leiter des Arbeitsbereichs Ambulante Pneumologie der Medizinischen Klinik mit Schwerpunkt Infektiologie und Pneumologie der Charité Berlin; vgl. https://www.aerzteblatt.de/news/lungenexperte-mahnt-zahl-der-kranken-durch-schlechte-stadtluft-steigt-90bb80fa-fd17-4017-a1f4-db1c8e512d13 (abgerufen am 30. 12. 25).
10 https://de.statista.com/statistik/daten/studie/1172006/umfrage/todesfaelle-weltweit-aufgrund-ausgewaehlter-risikofaktoren/ (abgerufen am 30. 12. 25)
11 https://berkeleyearth.org/air-pollution-and-cigarette-equivalence/
12 Khan Sadiq, *Atmen. Wege in eine grünere Welt.* Alexander Verlag, Berlin 2026
13 https://www.umweltbundesamt.de/daten/luft/luftdaten
14 Ausstellung »Hauptsache gesund« im Stapferhaus in Lenzburg / Schweiz 2025.
15 Charles Taylor: *Ein säkulares Zeitalter*. Aus dem Englischen von Joachim Schulte. Suhrkamp Verlag Berlin 2026.
16 Āyurveda-Text: Caraka Samhita (Sûtra Sthana 4.13).
17 https://plumvillage.org/articles/please-call-me-by-my-true-names-song-poem
18 Aus Hilary B. Price, *The pinnacle*.
19 Hartmut Rosa: *Resonanz. Eine Soziologie der Weltbeziehung*. Berlin 2019.
20 Daniel Gottlob Moritz Schreber: *Ärztliche Zimmergymnastik*. Sarastro, Berlin 2012 (Reprint der Ausgabe von 1885).
21 Johannes Ludwig Schmitt: *Das Hohelied vom Atem*; Dom-Verlag M. Seitz, München / Berlin 1933.

22 Im Yoga-Übungssystem des Patañjali (200 v. Chr.) nimmt Prānāyāma eine ganz zentrale Stelle zwischen den so genannten äußeren Übungsgliedern (*Bahiranga*) und den inneren Übungsgliedern (*Antaranga*) ein.

23 Svātmārāma: *Hathayogapradīpikā.* Kapitel 2, Vers 2. Übertragung von Martin Merz.

24 Das Yoga-Sûtra des Patañjali. Kapitel 2, Vers 50. Übertragung von R. Sriram.

25 https://www.researchgate.net/publication/323783184_How_many_hours_does_it_take_to_make_a_friend

26 Yoga-Sûtra des Patañjali (2.46): Eine Körpererfahrung, die von Wohlbefinden, innerer Stabilität und Geordnetsein gekennzeichnet ist.

27 Vgl. *Hathayogapradīpikā* und *Gheranda Samhita.*

28 Mehr Informationen dazu: Kobs, Alexander: *Yoga-Reinigung Shatkarma – Entgiften und verjüngen mit Yoga und Ayurveda*; Windpferd Verlag 2012.

29 Vgl. *Hathayogapradīpikā*

30 Zitiert aus *Svātmārāma* (Übersetzung nach Merz).

31 Das Zungenrollen ist eine komplexe erworbene Eigenschaft und nicht ausschließlich genetisch determiniert, wie man lange glaubte. Der Anteil der Zungenroller in der Bevölkerung liegt zwischen 65 und 81%, wobei der Anteil bei Frauen geringfügig höher als bei Männern ist. (https://de.wikipedia.org/wiki/Zungenrollen)

32 Vortrag über Neurodiversität an der Universität Hamburg am 03.04.2023 von André Frank Kimpel, Psychologe und Leiter des Zentrums für Neurodiversitätsforschung in Hamburg-Eppendorf.

33 Hier sind vor allem Hathayogatexte gemeint, wie z. B. *Goraksha Shataka, Hathayogapradīpikā, Gheranda Samhita, Shiva Samhita* etc.

34 Mehr Informationen über das Kaivalyadhama Institute: https://kdham.com/

35 https://journals.lww.com/yomi/pages/default.aspx

36 Shrikrishna, B. T.: *Essence of Prānāyāma*, Kaivalyadhama Instiute 1985 (1996).

37 Abfrage am 10.03.2026 unter https://pubmed.ncbi.nlm.nih.gov/

38 *Buch des Gelben Kaisers zur Inneren Medizin*, eines der Grundlagenwerke der chinesischen Medizin.

39 Current biology, Volume 35, Issue 13, p3011-3021.e3, July 07, 2025 »Humans have nasal respiratory fingerprints«: https://www.cell.com/current-biology/fulltext/S0960-9822(25)00583-4?_returnURL=https%3A%2F%2Flinkinghub.elsevier.com%2Fretrieve%2Fpii%2FS0960982225005834%3Fshowall%3Dtrue

40 https://pubmed.ncbi.nlm.nih.gov/41317714/

41 Jain Shrimal P, Maharana S, Dave A, Raghuram N, Thulasi A. Efficacy of integrated Tele-yoga intervention on physiological and psychological variables in asymptomatic COVID-19 positive patients: A confirmatory randomized control trial. Complement Med Res 2023;30:151-60.

42 Rohini P, Roopa S, Padmavathi R, Maheshkumar K. Immediate effects of the practise of Sheethali Prāṇāyāma on heart rate and blood pressure parameters in healthy volunteers. J Complement Integr Med 2022;19:415-8.
43 Pramanik T, Sharma HO, Mishra S, Mishra A, Prajapati R, Singh S. Immediate effect of slow pace Bhastrika Prāṇāyāma on blood pressure and heart rate. J Altern Complement Med 2009;15:293-5.
44 Udupa K, Madanmohan, Bhavanani AB, Vijayalakshmi P, Krishnamurthy N. Effect of pranayam training on cardiac function in normal young volunteers. Indian J Physiol Pharmacol 2003;47:27-33.
45 Sharpe E, Lacombe A, Sadowski A, Phipps J, Heer R, Rajurkar S, et al. Investigating components of Prāṇāyāma for effects on heart rate variability. J Psychosom Res 2021;148:110569.
46 Ghati N, Killa AK, Sharma G, Karunakaran B, Agarwal A, Mohanty S, et al. A randomized trial of the immediate effect of bee-humming breathing exercise on blood pressure and heart rate variability in patients with essential hypertension. Explore (NY) 2021;17:312-9.
47 Thanalakshmi J, Maheshkumar K, Kannan R, Sundareswaran L, Venugopal V, Poonguzhali S. Effect of Sheetali Prāṇāyāma on cardiac autonomic function among patients with primary hypertension – A randomized controlled trial. Complement Ther Clin Pract 2020;39:101138.
48 International Journal of Psychophysiology: »How breathing can help you make better decisions: Two studies in the effects of breathing patterns on heart rate variability and decision-making in business cases« (https://www.sciencedirect.com/science/article/abs/pii/S0167876018303258).
49 https://de.statista.com/statistik/daten/studie/1172006/umfrage/todesfaelle-weltweit-aufgrund-ausgewaehlter-risikofaktoren/
50 Pramanik T, Sharma HO, Mishra S, Mishra A, Prajapati R, Singh S. Immediate effect of slow pace Bhastrika Prāṇāyāma on blood pressure and heart rate. J Altern Complement Med 2009;15:293-5.
51 Jain Shrimal P, Maharana S, Dave A, Raghuram N, Thulasi A. Efficacy of integrated Tele-yoga intervention on physiological and psychological variables in asymptomatic COVID-19 positive patients: A confirmatory randomized control trial. Complement Med Res 2023;30:151-60.
52 Telles S, Yadav A, Kumar N, Sharma S, Visweshwaraiah NK, Balkrishna A. Blood pressure and Purdue pegboard scores in individuals with hypertension after alternate nostril breathing, breath awareness, and no intervention. Med Sci Monit 2013;19:61-6.
53 Rohini P, Roopa S, Padmavathi R, Maheshkumar K. Immediate effects of the practise of Sheethali Prāṇāyāma on heart rate and blood pressure parameters in healthy volunteers. J Complement Integr Med 2022;19:415-8.
54 Telles S, Gandharva K, Gupta RK, Sharma SK, Balkrishna A. Body temperature in practitioners of a yoga breathing technique considered to be heat generating. Int J Yoga 2020;13:168-72.

55 https://pubmed.ncbi.nlm.nih.gov/25557347/
56 Jain Shrimal P, Maharana S, Dave A, Raghuram N, Thulasi A. Efficacy of integrated Tele-yoga intervention on physiological and psychological variables in asymptomatic COVID-19 positive patients: A confirmatory randomized control trial. Complement Med Res 2023;30:151-60.
57 Jain Shrimal P, Maharana S, Dave A, Raghuram N, Thulasi A. Efficacy of integrated Tele-yoga intervention on physiological and psychological variables in asymptomatic COVID-19 positive patients: A confirmatory randomized control trial. Complement Med Res 2023;30:151-60.
58 https://pubmed.ncbi.nlm.nih.gov/18513176/
59 https://academic.oup.com/eurheartj/article-abstract/34/22/1644/501670?redirectedFrom=fulltext
60 https://www.nature.com/articles/srep27533
61 https://anatomypubs.onlinelibrary.wiley.com/doi/10.1002/ar.20782
62 https://openarchive.ki.se/articles/thesis/Humming_nitric_oxide_and_paranasal_sinus_ventilation/26916211?file=48960451
63 https://pubmed.ncbi.nlm.nih.gov/10988186/
64 https://www.thieme-connect.de/products/ejournals/abstract/10.1055/s-0034-1392516
65 https://pubmed.ncbi.nlm.nih.gov/19436692/
66 https://bmjopen.bmj.com/content/1/1/e000085
67 https://www.clinicalnutritionjournal.com/article/S0261-5614(11)00060-4/abstract
68 https://link.springer.com/article/10.1186/s12933-016-0436-z
69 https://pubmed.ncbi.nlm.nih.gov/17658124/
70 Maheshkumar K, Dilara K, Ravishankar P, Julius A, Padmavathi R, Poonguzhali S, et al. Effect of six months Prānāyāma training on stress-induced salivary cortisol response among adolescents-randomized controlled study. Explore (NY) 2022; 18:463-6.
71 https://pubmed.ncbi.nlm.nih.gov/35850685/
72 https://journals.plos.org/plosone/article?id=10.1371/journal.pone.0061910
73 https://pubmed.ncbi.nlm.nih.gov/39715566/ (23.04.25)
74 Sharma SK, Kala N, Telles S. Volitional yoga breathing influences attention and anxiety: An exploratory randomized crossover study. Complement Med Res 2022;29:120-6.
75 Taneja I, Deepak KK, Poojary G, Acharya IN, Pandey RM, Sharma MP. Yogic versus conventional treatment in diarrhea-predominant irritable bowel syndrome: A randomized control study. Appl Psychophysiol Biofeedback 2004;29:19-33.
76 Bhavanani AB, Madanmohan, Udupa K. Acute effect of Mukh bhastrika (a yogic bellows type breathing) on reaction time. Indian J Physiol Pharmacol 2003;47:297-300.

77 https://journals.lww.com/yomi/fulltext/2025/07000/exploring_the_role_of_yoga_in_the_management_of.8.aspx

78 Telles S, Yadav A, Gupta RK, Balkrishna A. Reaction time following yoga bellows-type breathing and breath awareness. Percept Mot Skills 2013;117:1131-40.

79 Bhardwaj P, Pathania M, Bahurupi Y, Kanchibhotla D, Harsora P, Rathaur VK. Efficacy of mHealth aided 12-week meditation and breath intervention on change in burnout and professional quality of life among health care providers of a tertiary care hospital in North India: A randomized wait-list-controlled trial. Front Public Health 2023;11:1258330.

80 Chandla SS, Sood S, Dogra R, Das S, Shukla SK, Gupta S. Effect of short-term practice of pranayamic breathing exercises on cognition, anxiety, general well being and heart rate variability. J Indian Med Assoc 2013;111:662-5.

81 Jain Shrimal P, Maharana S, Dave A, Raghuram N, Thulasi A. Efficacy of integrated Tele-yoga intervention on physiological and psychological variables in asymptomatic COVID-19 positive patients: A confirmatory randomized control trial. Complement Med Res 2023;30:151-60.

82 https://www.jacc.org/doi/10.1016/S0735-1097(97)00246-5

83 Die berechnete Anzahl von Herzschlägen pro Lebenszeit bei Säugetieren ist im Verhältnis zur Lebenserwartung und zum Körpergewicht innerhalb einer Größenordnung bemerkenswert konstant und liegt im Durchschnitt bei 7,3 +/− 5,6 × 10(8) Herzschlägen pro Lebenszeit. Diese Daten ergeben einen Mittelwert von 10 × 10(8) Herzschlägen/Lebenszeit und legen nahe, dass die Lebensdauer durch die grundlegende Energieversorgung lebender Zellen vorbestimmt ist und dass die offensichtliche umgekehrte Beziehung zwischen Lebensdauer und Herzfrequenz ein Epiphänomen widerspiegelt, bei dem die Herzfrequenz ein Marker für den Stoffwechsel ist.

84 Vgl. Relaxation response bekannt geworden durch Herbert Benson MD, ein Pionier der Mind-Body-Medizin, der als einer der ersten westlichen Ärzte Spiritualität und Heilung in die Medizin einbrachte. Mit seiner Forschung und Veröffentlichungen setzte er sich dafür ein, eine Brücke zwischen westlichen und östlichen medizinischen Praktiken zu schlagen.

85 Vortrag von Dr. Sat Bir Singh Khalsa über »The psychophysiology of Yoga and its relevance for Anxiety« am Immanuel Krankenhaus Berlin-Wannsee am 8.5.2023.

86 https://pubmed.ncbi.nlm.nih.gov/22525009/

87 Effectiveness of an Āyurveda treatment approach in knee osteoarthritis – a randomized controlled trial (2018); https://doi.org/10.1016/j.joca.2018.01.022
Treatment of Chronic Lower Back Pain: Study Protocol of a Comparative Effectiveness Study on Yoga, Eurythmy Therapy, and Physiotherapeutic Exercises (2018); https://pubmed.ncbi.nlm.nih.gov/28675892/
Yoga in school sports improves functioning of autonomic nervous system

in young adults: A non-randomized controlled pilot study; https://pubmed.ncbi.nlm.nih.gov/32282842/
Qualitative study of yoga for Young adults in school sports; https://pubmed.ncbi.nlm.nih.gov/33220624/
Stress Reduction by Yoga versus Mindfulness Training in Adults Suffering from Distress: A Three-Armed Randomized Controlled Trial including Qualitative Interviews (RELAX Study); https://www.mdpi.com/2077-0383/11/19/5680

88 https://ijyt.kglmeridian.com/view/journals/ijyt/27/1/article-p127.xml

89 Vgl. Michalsen, Andreas: *Ernährung. Meine Quintessenz.* Insel Verlag Berlin 2026.

90 https://pubmed.ncbi.nlm.nih.gov/28779935/

91 https://www.aerzteblatt.de/search/result/f24dae7f-2988-470b-af7c-73c4f09 9a8ba?q=yoga+blutdruck

92 https://www.mayoclinicproceedings.org/article/S0025-6196(18)30939-X/abstract

93 https://register.awmf.org/de/leitlinien/detail/nvl-009

94 https://register.awmf.org/de/leitlinien/detail/nvl-009

95 https://www.thieme-connect.de/products/ejournals/abstract/10.1055/s-0036-1585440

96 https://journals.sagepub.com/doi/full/10.1089/acm.2017.0102

97 https://pubmed.ncbi.nlm.nih.gov/27118717/

98 Jonathan Haidt: *Generation Angst.* Rowohlt Verlag, Hamburg 2024.

99 https://pubmed.ncbi.nlm.nih.gov/40353586/ (abgerufen am 30.12.25)

100 Mein Dank gilt hier im Besonderen Dr. Clarissa Chiossi, die die Informationen über CE / MFS zur Verfügung gestellt hat und selbst um Aufklärung bemüht ist, da sie selbst seit einigen Jahren von der Erkrankung betroffen ist.

101 Radio-Sendung »Essay und Diskurs« auf Deutschlandfunk am 21.12.25 – ab Minute 17 bis zum Ende.

102 Wenn man sich zu wenig bewegt und zu viele Kalorien zu sich nimmt, lagert der Körper diesen Überschuss in Form von Fettzellen in der Lunge ein: https://publications.ersnet.org/content/erj/54/6/190085/

103 https://pubmed.ncbi.nlm.nih.gov/30663571/

104 https://pubmed.ncbi.nlm.nih.gov/34812995/

105 Narahari SR, Ryan TJ, Aggithaya MG (2013): How Does Yoga Work in Lymphedema? J Yoga Phys Ther 3: 135. doi:10.4172/2157-7595.1000135

106 *Hathayogapradīpikā*, Kapitel 2, Vers 16.

107 *Hathayogapradīpikā*, Kapitel 2 Vers 15.

108 https://pubmed.ncbi.nlm.nih.gov/40896223/

109 Quelle: Ausstellung »Hauptsache gesund« im Stapferhaus in Lenzburg/Schweiz 2025.

110 https://www.science.org/doi/10.1126/science.1192439 bzw. https://pubmed.ncbi.nlm.nih.gov/21071660/

111 Svātmārāma: *Hathayogapradīpikā*, Kapitel 2, Vers 2 (Übertragung von Martin Merz.

112 https://shrikrishna.de/shrikrishna/leitung_d.html

113 Z. B. Patañjali Yoga-Sûtra: Vibhuti pada; Vijñana Bhairava Tantra etc.

114 Vgl. Ramana Maharshi: *Wer bin ich?* BoD 2011.

115 https://www.sciencedirect.com/science/article/abs/pii/S096522991630036X?via%3Dihub

116 Alle Teilnehmer füllten das Multidimensional Inventory for Religious / Spiritual Well-Being, das Freiburger Mindfulness Inventory und das Brief Symptom Inventory zur Erfassung psychiatrischer Symptome aus.

117 https://www.sciencedirect.com/science/article/abs/pii/S096522991630036X?via%3Dihub

118 https://pubmed.ncbi.nlm.nih.gov/2246361/

119 Vortrag von Dr. Sat Bir Singh Khalsa über »The psychophysiology of Yoga and its relevance for Anxiety« am Immanuel Krankenhaus Berlin-Wannsee am 8. 5. 2023.

120 Dr. Shrikrishna in einem Interview mit Melanie Müller in: *Yoga Aktuell* April / Mai 2015.

121 Vgl. Sam Harris: *Waking up – Searching for Spirituality without Religion*. Penguin, London 2014.

122 Jonas, Hans: *Das Prinzip Verantwortung*. Suhrkamp Verlag Frankfurt am Main 1984.

123 Gus Speth ist Rechtsanwalt und Professor für Umweltpolitik und Nachhaltige Entwicklung an der Yale University (USA). Er war Chefberater der Nationalen Umweltkommission unter den US-Präsidenten Jimmy Carter und Bill Clinton. https://earthcharter.org/podcasts/gus-speth/

124 Vgl. auch die Konzepte Friedrich Schillers: In seinen Briefen »Über die ästhetische Erziehung des Menschen« schrieb er, der »Weg zu dem Kopf durch das Herz muss geöffnet werden«. Und weiter, dass »alle Aufklärung des Verstandes nur insoferne Achtung verdient, als sie auf den Charakter zurückfließt«.

125 »Eitelkeit der Eitelkeiten, alles ist Eitelkeit«. AT, Buch Kohelet (Prediger Salomo 1,2).

126 *Avidya* gehört zu den leidverursachenden Tendenzen des Geistes, die auch *kleshas* genannt werden.

127 Die fünf *kleshas* sind: *avidya* (Unwissenheit, Verwechslung), *asmita* (Selbstbezogenheit), *raga* (Gier), *dvesha* (Abneigung) und *abhinivesha* (Angst).

128 Thích Nhất Hạnh, Video-Lecture: https://www.youtube.com/watch?v=K3-aJON5780

129 Dieses Zitat wird Rainer Maria Rilke zugeschrieben.

130 Vgl. Scobel, Gert: *Weisheit – Über das, was uns fehlt*. DuMont Verlag, Köln 2017.

131 Marianne Williamson: *A year of miracles, daily devotions and reflections*. HarperOne 2013.

132 César Vallejo, *Gedichte*. Übertragung und Nachwort von Hans Magnus Enzensberger. Suhrkamp Verlag Berlin 2024. Vallejo (1892-1938) war peruanischer Dichter, Schriftsteller und Journalist.

133 Vgl. auch: Foucault, Michel: *Schriften in vier Bänden. Dits et Ecrits.* Band IV 1980-1988, Suhrkamp Verlag Frankfurt am Main 2005, S. 261.

134 https://www.allianz-integrative-medizin.de/aktivitaeten/praevention-und-gesundheitsfoerderung/

135 Ebd.

136 Dr. Dean Ornish MD wies erstmals in der Medizingeschichte nach, dass eine Änderung der Lebensweise das Fortschreiten selbst einer schweren koronaren Herzkrankheit umkehren kann. Bei seiner Intervention handelte es sich um eine Kombination aus Yoga (sanfte Dehnungen, Atemtechniken, Meditation und Imaginationen), einer vollwertigen, pflanzlichen Ernährung (mit wenig Fett, Süßstoffen und raffinierten Kohlenhydraten), mäßiger Bewegung und sozialer Unterstützung und Gemeinschaft.

137 Khalsa, Sat Bir Singh & Cohen, Lorenzo et al.: *Principles and Practice of Yoga in Health Care.* Handspring Publishing Ltd, London 2024.

138 Im Jahr 2016 hat die UNESCO Yoga in die Repräsentative Liste des immateriellen Kulturerbes der Menschheit aufgenommen.

139 Vgl. auch: Metzinger, Thomas: *Bewusstseinskultur.* Berlin Verlag, Berlin 2023.

Für eigene Gedanken und Notizen

Für eigene Gedanken und Notizen

Für eigene Gedanken und Notizen

Für eigene Gedanken und Notizen

Für eigene Gedanken und Notizen

Für eigene Gedanken und Notizen

Für eigene Gedanken und Notizen

Für eigene Gedanken und Notizen

Für eigene Gedanken und Notizen

NF 662/1/10.25

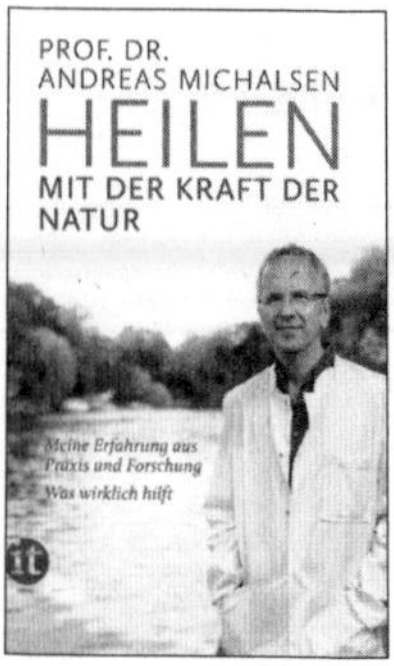

Ein leidenschaftliches Plädoyer für eine neue Medizin

Die Schulmedizin grenzt die Naturheilkunde noch immer aus, dabei hat sich unsere Gesellschaft längst entschieden: Denn zwei Drittel aller Patienten wollen naturheilkundlich behandelt werden. Das seien doch Hausmittelchen, ohne wissenschaftliche Basis, glauben viele Ärzte. »Falsch«, sagt Andreas Michalsen: »Die moderne Naturheilkunde ist wissenschaftlich fundiert, und sie ist die einzige Antwort auf die steigende Zahl chronischer Leiden.« In den USA wird die naturheilkundliche Medizin mit 250 Millionen Dollar jährlich staatlich unterstützt, in Deutschland ist Andreas Michalsen einer der Pioniere, die tradiertes Heilwissen und modernste Forschung auf innovative Weise miteinander verbinden.
Massive Nebenwirkungen und mangelndes Vertrauen – die Medikamenten-Medizin steckt in einer Sackgasse. Immer mehr Forscher interessieren sich deshalb für die Wirkprinzipien traditioneller Heilverfahren.
Der Professor für Klinische Naturheilkunde und Chefarzt am Immanuel Krankenhaus in Berlin erzählt, warum er den konventionellen Pfad der Medizin verlassen hat und welches Potenzial der Natur er mit seinen Patienten täglich neu entdeckt.

Prof. Dr. Andreas Michalsen, Heilen mit der Kraft der Natur.
insel taschenbuch 4670. 304 Seiten.

NF 417/1/10.18